Manual de Condutas e Práticas Fisioterapêuticas em Uro-Oncologia da ABFO

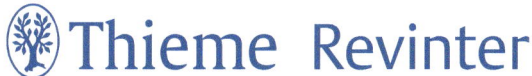

COORDENADORAS
Danielle de Mello Florentino
Adriane Bertotto

REVISORA
Karoline Camargo Bragante

EDITORA
Samantha Karlla Lopes de Almeida Rizzi

Manual de Condutas e Práticas Fisioterapêuticas em Uro-Oncologia da ABFO

Danielle de Mello Florentino
Adriane Bertotto
Ana Cláudia Machado Pereira e Silva
Carla Maria de Abreu Pereira
Ericka Kirsthine Valentin
Gisele Ribeiro Júlio
Mariane Castiglione
Mauro Luís Barbosa Júnior
Mônica Fernanda Johann
Roberta Pitta Costa Luz

Thieme
Rio de Janeiro • Stuttgart • New York • Delhi

Dados Internacionais de Catalogação na Publicação (CIP)

F633m

Florentino, Danielle de Mello
Manual de Condutas e Práticas Fisioterapêuticas em Uro-Oncologia da ABFO / Daniele de Mello Florentino, Adriane Bertotto, Ana Cláudia Machado Pereira e Silva et al. – 1. Ed. – Rio de Janeiro – RJ: Thieme Revinter Publicações, 2021.

188 p.: il; 14 x 21 cm.
Inclui Índice Remissivo e Bibliografia
ISBN 978-65-5572-066-2
eISBN 978-65-5572-067-9

1. Fisioterapia. 2. Oncologia. 3. Urologia. I. Bertotto, Adriane. II. Silva, Ana Cláudia Pereira. III. Título.

CDD: 616.994
CDU: 618.19-006

Contato com a autora:
Danielle de Mello Florentino
danimeflo@yahoo.com.br

© 2021 Thieme. All rights reserved.

Thieme Revinter Publicações Ltda.
Rua do Matoso, 170
Rio de Janeiro, RJ
CEP 20270-135, Brasil
http://www.ThiemeRevinter.com.br

Thieme USA
http://www.thieme.com

Design de Capa: © Thieme
Créditos Imagem da Capa: capa feita usando a imagem a seguir:
Physiotherapy rehabilitation
© macrovector/br.freepik.com

Impresso no Brasil por Forma Certa Gráfica Digital Ltda.
5 4 3 2 1
ISBN 978-65-5572-066-2

Também disponível como eBook:
eISBN 978-65-5572-067-9

Nota: O conhecimento médico está em constante evolução. À medida que a pesquisa e a experiência clínica ampliam o nosso saber, pode ser necessário alterar os métodos de tratamento e medicação. Os autores e editores deste material consultaram fontes tidas como confiáveis, a fim de fornecer informações completas e de acordo com os padrões aceitos no momento da publicação. No entanto, em vista da possibilidade de erro humano por parte dos autores, dos editores ou da casa editorial que traz à luz este trabalho, ou ainda de alterações no conhecimento médico, nem os autores, nem os editores, nem a casa editorial, nem qualquer outra parte que se tenha envolvido na elaboração deste material garantem que as informações aqui contidas sejam totalmente precisas ou completas; tampouco se responsabilizam por quaisquer erros ou omissões ou pelos resultados obtidos em consequência do uso de tais informações. É aconselhável que os leitores confirmem em outras fontes as informações aqui contidas. Sugere-se, por exemplo, que verifiquem a bula de cada medicamento que pretendam administrar, a fim de certificar-se de que as informações contidas nesta publicação são precisas e de que não houve mudanças na dose recomendada ou nas contraindicações. Esta recomendação é especialmente importante no caso de medicamentos novos ou pouco utilizados. Alguns dos nomes de produtos, patentes e design a que nos referimos neste livro são, na verdade, marcas registradas ou nomes protegidos pela legislação referente à propriedade intelectual, ainda que nem sempre o texto faça menção específica a esse fato. Portanto, a ocorrência de um nome sem a designação de sua propriedade não deve ser interpretada como uma indicação, por parte da editora, de que ele se encontra em domínio público.

Todos os direitos reservados. Nenhuma parte desta publicação poderá ser reproduzida ou transmitida por nenhum meio, impresso, eletrônico ou mecânico, incluindo fotocópia, gravação ou qualquer outro tipo de sistema de armazenamento e transmissão de informação, sem prévia autorização por escrito.

AGRADECIMENTOS

A Deus e à vida.

A todos que contribuíram direta ou indiretamente para concretizarmos esta obra.

Aos colaboradores, editores e revisores pelas experiências clínica e científica, enriquecendo esse projeto.

Aos familiares e amigos, com seu apoio incondicional.

A todos que se interessam e se encantam pela área da Oncologia.

APRESENTAÇÃO

A Associação Brasileira de Fisioterapia em Oncologia (ABFO) elaborou uma série de manuais que busca amplificar e desenvolver ações técnico-científicas, aperfeiçoamento a educação continuada de fisioterapeutas que atuam em Oncologia.

O *Manual de Condutas e Práticas Fisioterapêuticas em Uro-Oncologia da ABFO* foi elaborado por uma equipe especializada e experiente nesta área, visando auxiliar o acompanhamento a pacientes portadores de neoplasia urológica.

COLABORADORES

ADRIANE BERTOTTO
Fisioterapeuta
Doutoranda em Ciências Médicas – Ginecologia e Reprodução Humana pela Universidade Federal do Rio Grande do Sul (UFRGS)
Mestre em Ciências Médicas – Ginecologia e Reprodução Humana pela UFRGS
Especialista em Fisioterapia em Saúde da Mulher pela Associação Brasileira de Fisioterapia em Saúde da Mulher e Conselho Federal de Fisioterapia e Terapia Ocupacional (ABRAFISM/COFFITO)
Aprimoramento Profissional em Fisioterapia Uroginecológica pela Associação Brasileira de Ajuda e Formação sobre Incontinência Urinária (ABAFI/França)
Professora do Curso de Fisioterapia da Universidade La Salle, RS
Responsável do Ambulatório de Fisioterapia Pélvica da Universidade La Salle, RS
Professora de Pós-Graduação em Fisioterapia Pélvica e Uroginecologia Funcional e Fisioterapia Oncológica

ANA CLÁUDIA MACHADO PEREIRA E SILVA
Fisioterapeuta
Mestranda em Tecnologias em Saúde
Especialista em Fisioterapia em Oncologia pela Associação Brasileira de Fisioterapia em Oncologia e Conselho Federal de Fisioterapia e Terapia Ocupacional (ABFO/COFFITO)
Especialista em Fisioterapia em Saúde da Mulher pela pela Associação Brasileira de Fisioterapia em Saúde da Mulher e Conselho Federal de Fisioterapia e Terapia Ocupacional (ABRAFISM/COFFITO)
Pós-Graduação em Uroginecologia pela Universidade Gama Filho, RJ
Pós-Graduação em Biomecânica da Atividade Física e Saúde pela Universidade Gama Filho, RJ
Fisioterapeuta em Saúde da Mulher da Maternidade Climério de Oliveira/EBSERH
Docente Convidada em Diversas Especializações em Fisioterapia em Oncologia e Fisioterapia Pélvica

COLABORADORES

CARLA MARIA DE ABREU PEREIRA
Fisioterapeuta
Doutora em Sexualidade pela Faculdade de Ciências Médicas da Santa Casa de São Paulo (FCMSCSP)
Mestre em Ciências da Saúde pela FCMSCSP
Especialista em Sexualidade pela Associação Brasileira de Ajuda e Formação sobre Incontinência Urinária (ABAFI)
Especialização em Fisioterapia Gerontológica pela Universidade Cidade de São Paulo (UNICID)
Especialização em Fisioterapia Oncológica pela Faculdade de Ciências da Saúde de São Paulo (Facis)
Docente Convidada em Diversas Especializações em Fisioterapia Pélvica e Sexualidade

DANIELLE DE MELLO FLORENTINO
Fisioterapeuta
Mestre em Telessaúde pela Universidade do Estado do Rio de Janeiro (UERJ)
Especialista em Fisioterapia em Oncologia pela Associação Brasileira de Fisioterapia em Oncologia e Conselho Federal de Fisioterapia e Terapia Ocupacional (ABFO/COFFITO)
Especialização em Fisioterapia Oncológica pelo Instituto Nacional do Câncer (INCA)
MBA em Gestão de Serviços de Saúde e Hospitalar pela Universidade Federal Fluminense (UFF)
Membro Fundador da ABFO
Docente Convidada nas Disciplinas de Uroginecologia Oncológica, Câncer de Mama e Cuidados Paliativos em Cursos de Pós-Graduação

ERICKA KIRSTHINE VALENTIN
Fisioterapeuta
Mestre em Ciências Médicas pela Universidade do Estado do Rio de Janeiro (UERJ)
Especialização em Acupuntura pelo Colégio Brasileiro de Acupuntura e Medicina Chinesa (ABACO)
Especialização em Uroginecologia pelo Colégio Brasileiro de Estudos Sistêmicos (CBES)
Certificação em SEMG Biofeedback Federation of Europe (BFE)
Pesquisadora no Ambulatório de Disfunções Miccionais da Policlínica Piquet Carneiro da UERJ
Docente Convidada em Diversas Especializações em Fisioterapia em Uroginecologica e Fisioterapia Pélvica

GISELE RIBEIRO JÚLIO
Fisioterapeuta
Doutoranda e Mestre em Ciências Médicas pela Universidade do Estado do Rio de Janeiro (UERJ)
Especialista em Fisioterapia em Saúde da Mulher pela Associação Brasileira de Fisioterapia em Saúde da Mulher e Conselho Federal de Fisioterapia e Terapia Ocupacional (ABRAFISM/COFFITO)
Professora do Curso de Medicina da Universidade Estácio de Sá, RJ
Membro da Sociedade Internacional de Continência (ICS)
Membro da Câmara Técnica em Fisioterapia na Saúde da Mulher (CREFITO 2)
Docente Convidada em Diversas Especializações de Fisioterapia em Uroginecologia e Fisioterapia Pélvica

KAROLINE CAMARGO BRAGANTE
Fisioterapeuta
Doutora e Mestre em Ciências da Saúde pela Universidade Federal de Ciências da Saúde de Porto Alegre (UFCSPA)
Especialista em Fisioterapia em Oncologia pela Associação Brasileira de Fisioterapia em Oncologia e Conselho Federal de Fisioterapia e Terapia Ocupacional (ABFO/COFFITO)
Fisioterapeuta no Ambulatório de Fisioterapia Oncológica da Santa Casa de Misericórdia na OnKoVida – Porto Alegre, RS
Docente Convidada em Diversas Especializações em Fisioterapia em Oncologia e Fisioterapia Pélvica

MARIANE CASTIGLIONE
Fisioterapeuta
Doutoranda em Urologia na Faculdade de Medicina do ABC (FMABC)
Mestre em Pesquisa e Cirurgia pela Faculdade de Ciências Médicas da Santa Casa de São Paulo (FCMSCSP)
Especialização em Sexualidade Humana pela Faculdade de Medicina da Universidade de São Paulo (FMUSP)
Especialização na Saúde da Mulher pela Universidade Cidade de São Paulo (UNICID)
Especialização em Saúde da Mulher no Climatério pela Faculdade de Saúde Pública da USP (FSPUSP)
Docente do Curso de Fisioterapia da FMABC

MAURO LUÍS BARBOSA JÚNIOR
Fisioterapeuta
Fisioterapeuta da Secretaria Municipal de Saúde do Rio de Janeiro
Mestre em Ciências Médicas pela Universidade do Estado do Rio de Janeiro (UERJ)
Especialização em Biomecânica pela Universidade Federal do Rio de Janeiro (UFRJ)
Docente Convidado em Diversas Especializações de Fisioterapia em Uroginecologia e Sexualidade

MÔNICA FERNANDA JOHANN
Fisioterapeuta
Mestre em Biotecnologia pela Universidade Univates
Especialista em Fisioterapia em Oncologia pela Associação Brasileira de Fisioterapia em Oncologia e e Conselho Federal de Fisioterapia e Terapia Ocupacional (ABFO/COFFITO)
Pós-Graduação em Fisioterapia em Oncologia pela Faculdade de Ciências da Saúde de São Paulo (Facis)
Fisioterapeuta no Hospital Bruno Born de Lajeado, RS
Professora pela Pós-Graduação *Lato Sensu* em Estética e Cosmética Avançada – Passo Fundo, Santa Maria e Porto Alegre

ROBERTA PITTA COSTA LUZ
Fisioterapeuta e Acupunturista
Doutoranda e Mestre em Ciências da Saúde pela Universidade Federal de São Paulo (Unifesp)
Preceptora da Especialização de Fisioterapia em Ginecologia e Residência Multiprofissional em Fisioterapia Oncológica pela Unifesp
Professora da Pós-Graduação *Lato Sensu* em Acupuntura da Universidade Cruzeiro do Sul (UNICSUL)
Professora da Disciplina de Práticas Integrativas e Complementares em Oncologia no Interfisio/RJ e IAPES/SP
Colaboradora do Ambulatório de Medicina Tradicional Chinesa da Unifesp

SAMANTHA KARLLA LOPES DE ALMEIDA RIZZI
Fisioterapeuta
Doutora e Mestre em Ciências pelo Programa de Medicina (Ginecologia) da Universidade Federal de São Paulo (Unifesp)
Especialista em Fisioterapia em Oncologia pela Associação Brasileira de Fisioterapia em Oncologia e Conselho Federal de Fisioterapia e Terapia Ocupacional (ABFO/COFFITO)
Especialista em Fisioterapia em Saúde da Mulher pela Associação Brasileira de Fisioterapia em Saúde da Mulher e Conselho Federal de Fisioterapia e Terapia Ocupacional (ABRAFISM/COFFITO)
Coordenadora da Especialização de Fisioterapia em Ginecologia da Unifesp
Tutora da Fisioterapia da Residência Multiprofissional em Oncologia da Unifesp
Fisioterapeuta do Hospital Universitário da Unifesp

SUMÁRIO

1 **FISIOTERAPIA EM UROLOGIA ONCOLÓGICA** 1
   Ana Cláudia Machado Pereira e Silva
   Danielle de Mello Florentino ▪ Adriane Bertotto

2 **TUMORES UROLÓGICOS** 3
   Ana Cláudia Machado Pereira e Silva
   Carla Maria de Abreu Pereira ▪ Gisele Ribeiro Júlio

3 **CÂNCER DE PRÓSTATA** 31
   Adriane Bertotto ▪ Mariane Castiglione ▪ Mônica Fernanda Johann

4 **FISIOTERAPIA NO PRÉ E PÓS-OPERATÓRIO DE CIRURGIAS URO-ONCOLÓGICAS** 53
   Ana Cláudia Machado Pereira e Silva

5 **ATUAÇÃO DA FISIOTERAPIA NAS DISFUNÇÕES MICCIONAIS** 59
   Adriane Bertotto ▪ Mônica Fernanda Johann

6 **TECNOLOGIA EM FISIOTERAPIA UROLÓGICA** 63
   Adriane Bertotto ▪ Ericka Kirsthine Valentin

7 **SEXUALIDADE EM ONCOUROLOGIA** 79
   Mariane Castiglione ▪ Mauro Luís Barbosa Júnior

8 **LINFEDEMA EM URO-ONCOLOGIA** 95
   Danielle de Mello Florentino

9 **CUIDADOS PALIATIVOS** 119
   Danielle de Mello Florentino

10 **PRÁTICAS INTEGRATIVAS E COMPLEMENTARES EM ONCOLOGIA** 153
   Roberta Pitta Costa Luz

ÍNDICE REMISSIVO 165

Manual de Condutas e Práticas Fisioterapêuticas em Uro-Oncologia da ABFO

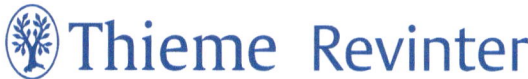

FISIOTERAPIA EM UROLOGIA ONCOLÓGICA

CAPÍTULO 1

Ana Cláudia Machado Pereira e Silva
Danielle de Mello Florentino
Adriane Bertotto

A Fisioterapia em Oncologia é uma especialidade que tem como objetivo preservar, manter, desenvolver e restaurar a integridade cinético-funcional de órgãos e sistemas, assim como prevenir os distúrbios causados pelo tratamento oncológico.

Segundo Resolução do COFFITO nº 397/2011 de 03 de agosto de 2011, cabe ao fisioterapeuta planejar, participar e executar ações vinculadas a programas nacionais para prevenção, detecção precoce, tratamento e controle do câncer, além de realizar atividades de educação em todos os níveis de atenção à saúde e na prevenção de riscos ambientais e ocupacionais.

Desta forma, entende-se que a Fisioterapia precoce tem como objetivo prevenir complicações que poderão ocorrer, caso não se tenha o adequado conhecimento dos fatores prognósticos da doença, e as possíveis sequelas do tratamento oncológico.

A prevenção de complicações deve estar presente em todas as fases da doença oncológica: no diagnóstico; no tratamento (quimioterapia, radioterapia, hormonioterapia e cirurgia); na recorrência da doença e nos cuidados paliativos. É fundamental iniciar um programa fisioterapêutico precocemente, quando os pacientes ainda não apresentam complicações e precisam ser alertados ainda na avaliação pré-tratamento sobre as possibilidades secundárias às abordagens terapêuticas.

O fisioterapeuta que trata o paciente com câncer urológico deve estar apto a tratar de sequelas secundárias ao câncer e às suas formas de tratamento, seja ele cirúrgico, quimioterápico ou radioterápico, independentes ou associados, atuando de forma preventiva para minimizá-las. O objetivo principal da reabilitação é recuperá-lo dentro de suas possibilidades, aproveitando os períodos de maior disposição e estimulá-lo nos momentos de fadiga e hipoatividade.

Sabendo-se que o tratamento oncológico debilita o paciente das mais variadas formas, é importante estar atento aos seus efeitos adversos, através de cuidadosa avaliação geral e funcional – anamnese, exame físico e exames complementares.

As cirurgias urológicas, em sua maioria, alteram a mecânica funcional dos órgãos e sistemas envolvidos, sendo responsáveis por alterações de funções primordiais, como as funções renal, urinária e sexual, impactando negativamente na qualidade de vida do indivíduo.

A radioterapia tem efeito deletério na vascularização tecidual, causando lesões secundárias à má nutrição local, levando à perda de elasticidade e contratilidade tecidual, o que pode gerar perda de mobilidade articular e/ou muscular.

O ataque promovido pelas drogas quimioterápicas também produz efeitos colaterais e tóxicos. A toxicidade dos agentes antineoplásicos às células do tecido hematopoiético resulta no efeito colateral mais importante e comum relacionado com a quimioterapia: a mielodepressão.

Desta forma nos próximos capítulos poderemos compreender a epidemiologia dos cânceres urológicos e suas respectivas repercussões na funcionalidade de seu portador, bem como a atuação dos fisioterapeutas pélvico e oncológico.

TUMORES UROLÓGICOS

CAPÍTULO 2

Ana Cláudia Machado Pereira e Silva
Carla Maria de Abreu Pereira
Gisele Ribeiro Júlio

TUMORES RENAIS
Epidemiologia
O câncer de rim, ou de células renais, é um tumor raro e corresponde a cerca de 2% dos cânceres em adultos. A mortalidade decorrente da progressão da doença atinge aproximadamente 40% dos pacientes com carcinoma de células renais (CCR), tornando esta a lesão maligna urológica mais letal.

Rastreamento e Diagnóstico
A descoberta do câncer renal acontece, na maioria das vezes, de forma incidental em exames de imagem realizadas por razões urológicas ou não. O uso mais frequente de exames de imagem fez com que muitos destes tumores fossem diagnosticados ainda numa fase mais precoce e assintomática, embora cerca de 25% dos pacientes já apresentem metástases ao diagnóstico. As metástases mais frequentes incluem sítios como pulmão, linfonodos e ossos.

Os sintomas do CCR mais frequentes podem ser divididos em: a) sintomas locais: hematúria, dor em flanco; e b) sintomas sistêmicos: febre, perda ponderal, anemia, dor óssea e dispneia.

Na complementação do diagnóstico, é recomendado, além do exame físico, realizar exames, como hemograma, função renal e enzimas hepáticas, incluindo desidrogenase láctica, cálcio total e uroanálise.

Na avaliação de doença avançada, faz-se necessária a realização de tomografia de abdome e pelve e uma radiografia ou tomografia de tórax. A ressonância magnética de abdome é usada no caso de suspeita de envolvimento de veia cava ou pode ser utilizada na substituição da tomografia no estadiamento, quando o uso de contraste estiver contraindicado. Quando a massa for de localização central no rim, deve-se excluir a possibilidade de tumor de pelve renal (tumor urotelial) através de citologia urinária e ureteropieloscopia com biópsia. A cintilografia óssea deve ser realizada na presença de dor óssea ou fosfatase alcalina elevada, e a ressonância de crânio deverá ser considerada no caso de sintomas neurológicos.

Estadiamento

O estadiamento TNM, 8ª edição, se aplica apenas a tumores de células renais e deve estar associado à confirmação histológica da doença (Tabela 2-1).

Tabela 2-1. Estadiamento Clínico TNM – UICC, 2017 (8ª edição)

T	Tumor primário
Tx	O tumor primário não pode ser avaliado
T0	Não há evidência de tumor primário
T1	Tumor de 7 cm ou menos na sua maior dimensão, limitado ao rim
T1a	Tumor de 4 cm ou menos
T1b	Tumor tem entre 4 cm e 7 cm de diâmetro
T2	Tumor tem mais de 7 cm na sua maior dimensão, limitado ao rim
T2a	Tumor tem entre 7 cm e 10 cm
T2b	Tumor tem mais de 10 cm de diâmetro, limitado ao rim
T3	Tumor se estende até vasos maiores ou tecidos perinéfricos, mas não invade a glândula suprarrenal ipsolateral e não ultrapassa a fáscia de Gerota
T3a	Tumor invade grosseiramente a veia renal ou seus ramos (contendo músculo) ou tumor invade gordura sinusal perirrenal e/ou renal (peripélvica), mas não além da fáscia de Gerota
T3b	Tumor se estende grosseiramente até veia cava abaixo do diafragma
T3c	Tumor se estende até a veia cava acima do diafragma ou invade a parede da veia cava
T4	Tumor invade além da fáscia de Gerota (incluindo extensão contígua da glândula suprarrenal ipsolateral)
N	**Linfonodos regionais**
Nx	Os linfonodos regionais não podem ser avaliados
N0	Ausência de metástase em linfonodos regionais
N1	Metástase em linfonodos regionais
M	**Metástase a distância**
M0	Ausência de metástase a distância
M1	Metástase a distância

Tratamento

A nefrectomia radical é o tratamento curativo padrão para o câncer de rim localizado, em que não é possível uma cirurgia parcial, realizando-se remoção completa do tumor, rim, gordura perirrenal e fáscia de Gerota.

A nefrectomia parcial deve ser considerada nos casos em que não existe razão para remover todo o rim, o que inclui pacientes com tumores bilaterais, aqueles com rim único ou pacientes com acometimento renal decorrente de outras doenças. Esta cirurgia também é indicada para pacientes com tumores em estágio inicial (T1a e T1b).

A adrenelectomia de rotina não é indicada. Já a linfadenectomia só é indicada para estadiamento, já que a retirada extensiva de linfonodos não aumenta a sobrevida.

A quimioterapia é considerada ineficaz em pacientes com CCR. A imunoterapia com IFN-α tem-se mostrado benéfica para um número limitado de pacientes; dentre os quais podemos destacar: pacientes com boas condições clínicas, com sobrevida livre de progressão da doença maior que 1 ano após o diagnóstico inicial e pacientes com metástase única, preferencialmente pulmonar. Para pacientes com doença cerebral não ressecável ou metástases ósseas, a radioterapia pode induzir um significativo alívio dos sintomas.

TUMORES DE BEXIGA

Epidemiologia

O câncer de bexiga é o nono mais comum em todo o mundo, causando cerca de 165 mil óbitos por ano. Sua incidência é de duas a três vezes maior em homens do que em mulheres, estimando-se para cada ano do triênio 2020-2022, 10.640 novos casos, sendo 7.590 casos em homens e 3.050 em mulheres.

Há três tipos de câncer que começam nas células que revestem a bexiga. A classificação se dá de acordo com as células que sofrem a alteração maligna:

- *Carcinoma de células de transição*: representa a maioria dos casos e começa nas células do tecido mais interno da bexiga.
- *Carcinoma de células escamosas*: afetam as células delgadas e planas que podem surgir na bexiga depois de infecção ou irritação prolongadas.
- *Adenocarcinoma*: inicia-se nas células glandulares (de secreção) que podem se formar na bexiga depois de um longo tempo de irritação ou inflamação.

O carcinoma urotelial ou de células transicionais é o mais comum em todo o mundo, representando mais de 90% dos casos de câncer de bexiga. Embora seja o mais incidente mundialmente, a proporção varia entre os países, especialmente por causa da infecção pelo *Schistosoma haematobium* que está mais relacionado com outro tipo histológico de câncer de bexiga, o carcinoma de células escamosas.

Homens brancos e de idade avançada são o grupo com maior probabilidade de desenvolver esse tipo de câncer. O fator de risco mais importante para o câncer de bexiga é o tabagismo, seguido do contato com as aminas aromáticas e corantes industriais. A história familiar também deve ser levada em consideração, já que pessoas que tenham familiares de 1º grau com câncer de bexiga apresentam risco de 50-100% de desenvolver a doença quando comparadas à população em geral. Alguns sintomas, como sangue na urina, dor durante o ato de urinar e necessidade frequente de urinar, mas sem conseguir fazê-lo, podem ser sinais de alerta de diferentes doenças do aparelho urinário, inclusive do câncer de bexiga.

Diagnóstico

O principal método diagnóstico para confirmação da doença é a cistoscopia com biópsia, em que é possível diferenciar o aspecto da base de implantação de tumores superficiais (com base estreita e papilíferos) dos invasivos (com base larga). Além disso, a cistoscopia pode caracterizar o tamanho da lesão, as alterações de urotélio peritumoral, a localização, a presença de lesão única ou multifocal e a proximidade do tumor do meato uretral e próstata.

Alguns exames de imagem, como a ultrassonografia, podem ser úteis para avaliar a maioria dos tumores superficiais, e a tomografia computadorizada, definir a invasão muscular e a presença de hidronefrose e metástases para órgãos vizinhos e linfonodos.

Estadiamento

A classificação TNM (2017) aplica-se a carcinomas, excluindo-se papilomas, devendo haver confirmação histológica ou citológica da doença (Tabela 2-2) (Fig. 2-1).

Tabela 2-2. Estadiamento Clínico TNM – UICC, 2017 (8ª edição)

T	Tumor primário
Tx	O tumor primário não pode ser avaliado
T0	Não há evidência de tumor primário
Ta	Carcinoma papilar não invasivo
Tis	Carcinoma *in situ*: tumor plano
T1	Tumor invade tecido conectivo subepitelial
T2	Tumor invade músculo
T2a	Tumor invade músculo superficial (metade interior)
T2b	Tumor invade músculo profundo (metade exterior)
T3	Tumor invade tecido perivesical
T3a	Microscopicamente
T3b	Macroscopicamente (massa extravesical)

(Continua.)

Tabela 2-2. *(Cont.)* Estadiamento Clínico TNM – UICC, 2017 (8ª edição)

T	Tumor primário
T4	Tumor invade qualquer um dos seguintes tecidos: estroma prostático, vesículas seminais, útero, vagina, parede pélvica, parede abdominal
T4a	Tumor invade estroma prostático, vesículas seminais, útero ou vagina
T4b	Tumor invade parede pélvica ou parede abdominal
N	**Linfonodos regionais**
Nx	Os linfonodos regionais não podem ser avaliados
N0	Ausência de metástase em linfonodos regionais
N1	Metástase em um único linfonodo na pelve verdadeira (hipogástrico, obturador, ilíaco externo ou pré-sacral)
N2	Metástase em múltiplos linfonodos regionais na pelve verdadeira (hipogástrico, obturador, ilíaco externo ou pré-sacral)
N3	Metástase em linfonodos ilíacos comuns
M	**Metástase a distância**
M0	Ausência de metástase a distância
M1	Metástase a distância

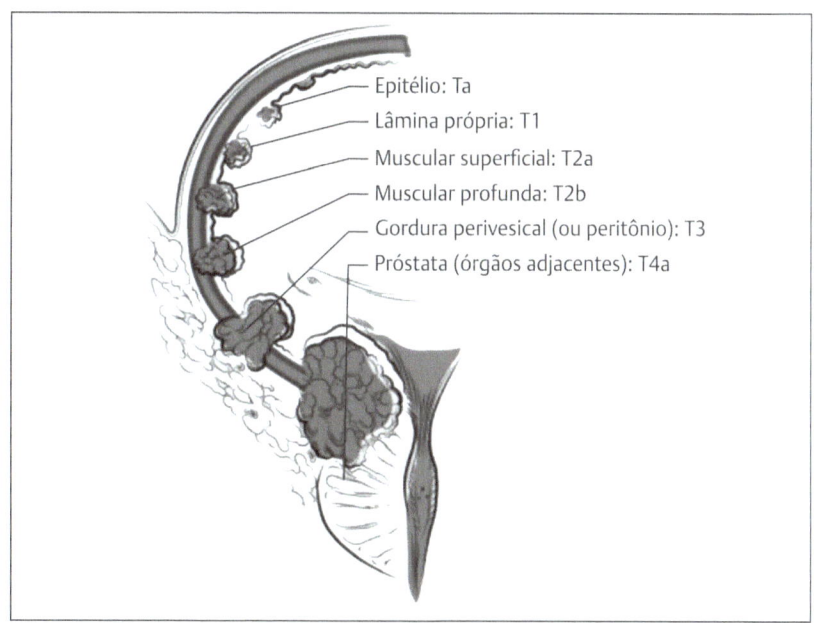

Fig. 2-1. Estadiamento T. (Fonte: Urologia Brasil, 2013.)

Tratamento

O tratamento de escolha para tumores superficiais de bexiga de baixo risco é a ressecção endoscópica transuretral, que deve ser, se possível, completa e deve incluir a ressecção do tecido muscular. Já nos casos de tumores de risco intermediário ou alto indica-se a terapia intravesical, utilizando-se quimioterápicos (tiotepa, mitomicina C e adriamicina) ou BCG.

Em casos de tumores de bexiga refratários à terapia intravesical, a cistectomia radical pode ser terapia de escolha em decorrência do maior risco de progressão da doença. A cistectomia radical requer a remoção em bloco dos órgãos pélvicos anteriores, que incluem a bexiga, próstata e vesículas seminais em homens, e da bexiga, útero, uretra, ovários e manguito vaginal mais parede vaginal anterior em mulheres. A derivação urinária é realizada conectando-se os ureteres para um reservatório intestinal (ureterostomia) ou também o emprego de outras técnicas, como reservatórios continentes e neobexigas ortotópicas, são abordagens que oferecem continência, melhorando a qualidade de vida. Os reservatórios "continentes" são esvaziados por autocateterismo intermitente, enquanto a neobexiga ortotópica envolve a criação de um reservatório intestinal anexado à uretra, podendo permitir que o paciente possa urinar normalmente, muitas vezes sem a necessidade de autocateterismo. Esses dispositivos geralmente não permitem a sensação de "plenitude" da bexiga, e deve-se tomar cuidado, especialmente quando o paciente está recebendo fluidos intravenosos.

Nos pacientes com câncer de bexiga com invasão muscular, que não apresentam metástases a distância e que não são candidatos à cirurgia, a radiação é o tratamento de escolha. As características de prognóstico favorável ao uso da radioterapia são lesões pequenas, localizadas, tumores T2, ausência de hidronefrose, função renal normal e ausência de anemia. A dose-padrão da radioterapia é de 65-70 Gy ao longo de 6-7 semanas, com o principal componente da dose focada na área do tumor e regiões imediatamente circundantes, definido pela tomografia computadorizada preferencialmente conformada ou com intensidade modulada de feixe (IMRT). As toxicidades da radioterapia incluem inflamação cutânea; proctite, podendo-se complicar com hemorragia e obstrução; cistite actínica ou fibrose da bexiga; disfunção erétil; incontinência urinária e desenvolvimento de neoplasias secundárias nas áreas adjacentes ao campo de radiação.

Há um aumento crescente no papel da quimioterapia neoadjuvante antecedendo a cistectomia para tumores T2 e T3. Acredita-se que este tratamento pode induzir remissões em tumores primários de bexiga, resultando em redução do estádio inicial, por vezes atingindo remissões clínica e patológica completas. Já a quimioterapia adjuvante é administrada após cistectomia radical para os pacientes com alto risco: tumores T3-T4 e/ou envolvimento linfonodal, no intuito de melhorar a sobrevida, entretanto, não foi identificada nenhuma melhora estatisticamente significativa na sobrevida global.

Desde a introdução da imunoterapia intravesical com uso do bacilo de Calmette-Guérin (BCG) como adjuvante ao tratamento, foi relatada diminuição na taxa de recorrência.

Embora o uso de BCG seja considerado eficaz, nem todos os casos apresentam benefício com a utilização do recurso. Toxicidade, complicações das mais variadas e não resposta terapêutica devem ser levados em conta, quando se propõe a adjuvância.

As principais complicações são de pequeno porte, de resolução simples a partir de medidas locais e orientações, porém a bexiga contraída é uma complicação local rara e grave, incapacitante, sendo necessário muitas vezes o procedimento denominado ampliação vesical.

Nos casos refratários ou com sintomas incapacitantes, a indicação de excelência é cistoprostatectomia com reconstrução de neobexiga intestinal. Em alguns casos após a neobexiga há a necessidade de autocateterismo, pela dificuldade de esvaziamento e presença de incontinência urinária, noctúria e enurese. Para o tratamento da disfunção miccional a fisioterapia detém recursos físicos, que demonstram efetividade no tratamento, reabilitando e melhorando a qualidade de vida do paciente.

TUMORES DE URETRA
Epidemiologia
O carcinoma de uretra é um tumor urológico raro, representando menos de 0,01% de todas as neoplasias do trato urinário. É mais frequente no sexo feminino que no masculino, numa proporção 4:1, sendo mais frequente após a sexta década de vida.

Fatores de Risco
O carcinoma de uretra no homem costuma estar associado às inflamações crônicas, infecções sexualmente transmitidas (incluindo o papilomavírus humano – HPV), uretrites, traumas e estenoses uretrais, dilatações frequentes e radioterapia externa ou por implantes radioativos. Na mulher, divertículos uretrais e infecções do trato urinário recorrentes têm sido associados ao carcinoma primário.

Apesar de o cigarro, as aminas aromáticas e o abuso de analgésicos poderem estar relacionados com o desenvolvimento de carcinoma urotelial, tal relação não foi bem documentada com o carcinoma uretral. No entanto, pacientes com câncer de bexiga possuem maior chance de desenvolver a doença na uretra.

Sinais e Sintomas

Embora possa ser uma patologia assintomática, a grande maioria dos indivíduos refere sinais e sintomas ao diagnóstico (96%), podendo apresentar-se como massa uretral palpável com ou sem sintomas obstrutivos à micção, descarga uretral, disúria, uretrorragia, dor, hematúria, fístulas uretrocutâneas, abscessos periuretrais e perineais, priaprismo, hematospermia e dispareunia.

Como acontece com o carcinoma de pênis, a doença tem comportamento preferencialmente locorregional, com metástases a distância em menos de 10% dos casos.

Diagnóstico

Na avaliação do carcinoma uretral é fundamental a realização de exame físico minucioso, uretrocistoscopia com biópsia, citologia urinária e exames de imagem para avaliação de possível comprometimento linfonodal.

Uretroscopia com biópsia é o exame definitivo para o diagnóstico. A uretrocistografia retrógrada é mais valiosa no diagnóstico masculino, principalmente nos tumores da região bulbomembranosa. A RM é útil principalmente para mulheres e é um excelente exame para avaliar a invasão de estruturas adjacentes, como corpo esponjoso ou tecido cavernoso, vagina, bexiga, próstata e sínfise púbica. A radiografia de tórax e a TC abdominopélvica são importantes para estabelecer o estadiamento. A TC pélvica é a melhor maneira de avaliar linfonodos, ossos e partes moles adjacentes.

Cintilografia óssea, quando houver suspeita clínica de comprometimento ósseo.

Outros exames, como retossigmoidoscopia e biópsia prostática, podem ser indicados, se houver suspeita de lesão extrauretral ao exame físico.

Estadiamento

A oitava edição da classificação TNM para câncer de uretra, publicada, em 2017, é aplicável aos carcinomas de uretra e aos carcinomas de células de transição prostáticos e uretra prostática (Tabela 2-3).

Tratamento

O principal tratamento para o carcinoma de uretra é a excisão cirúrgica, e a extensão da ressecção depende do estadiamento, grau histológico e topografia da lesão.

Os tumores de uretra anterior masculina ou peniana e/ou tumores superficiais têm prognóstico mais favoráveis em relação àqueles de uretra bulbomembranosa, que tendem a ser mais invasivos e com maior comprometimento de linfonodos pélvicos ao diagnóstico.

Tabela 2-3. Estadiamento Clínico TNM – UICC, 2017 (8ª edição)

T	Tumor primário (Masculino e Feminino)
Tx	O tumor primário não pode ser avaliado
T0	Não há evidência de tumor primário
Tis	Carcinoma *in situ*
Ta	Tumor papilar não invasivo
T1	Tumor invade tecido conectivo subepitelial
T2	Tumor invade alguma dessas estruturas: corpo esponjoso, próstata, músculo periuretral
T3	Tumor invade alguma dessas estruturas: corpo cavernoso, invasão além da cápsula prostática, parede vaginal anterior, colo vesical (extensão extraprostática)
T4	Tumor invade outros órgãos adjacentes (incluindo bexiga)
T	**Tumor primário em uretra prostática**
Tx	O tumor primário não pode ser avaliado
T0	Não há evidência de tumor primário
Tis pu	Carcinoma *in situ* envolvendo uretra prostática
Tis pd	Carcinoma *in situ* envolvendo ductos prostáticos
T1	Tumor invade tecido conectivo subepitelial (somente em caso de envolvimento concomitante da uretra prostática)
T2	Tumor invade alguma dessas estruturas: corpo esponjoso, estroma prostático, músculo periuretral
T3	Tumor invade alguma dessas estruturas: corpo cavernoso, invasão além da cápsula prostática, colo vesical (extensão extraprostática)
T4	Tumor invade outros órgãos adjacentes (incluindo bexiga)
N	**Linfonodos regionais**
Nx	Os linfonodos regionais não podem ser avaliados
N0	Ausência de metástase em linfonodo regional
N1	Metástase em linfonodo único ≤ 2 cm na sua maior dimensão
N2	Metástase em linfonodo único > 2 cm na sua maior dimensão ou múltiplos linfonodos
M	**Metástase a distância**
Mx	Metástases não podem ser avaliadas
M0	Ausência de metástase a distância
M1	Metástase a distância

Lesões superficiais da uretra masculina (Tis e T1a) podem ser tratadas por excisões simples, eletrofulgurações transuretrais ou vaporizadas a *laser*. Tumores em estádios iniciais (T1 e T2) podem ser tratados com uretrectomias parciais, anastomoses término-terminais ou mesmo ressecções endoscópicas. Lesões infiltrativas necessitam de amputação peniana para cânceres de uretra anterior.

Nos homens, as neoplasias uretrais de localização bulbomembranosa se apresentam volumosas e infiltrativas, exigindo cistoprostatectomia radical com penectomia em bloco para margens adequadas de ressecção e redução de recidivas.

Em mulheres com câncer uretral localizado, para proporcionar a maior chance de cura local, a uretrectomia deve remover todo o tecido periuretral do músculo bulbocavernoso bilateral e distalmente, com todos os tecidos moles adjacentes até a sínfise púbica e o colo da bexiga. O fechamento do colo da bexiga com desvio proximal por meio de apendicovesicostomia (técnica de Mitrofanoff) para lesões primárias da uretra anterior tem demonstrado fornecer resultados funcionais satisfatórios em mulheres.

Uma opção para o tratamento de tumores da uretra distal em mulheres pode ser a radioterapia com feixe externo ou braquiterapia exclusiva com elevados índices de cura (acima de 50%), porém com presença de algum quadro de toxicidade pélvica, a exemplo de estenoses uretrais, fístulas, necroses e cistite hemorrágica.

Em geral, lesões infiltrativas e lesões proximais ao colo vesical requerem cirurgias alargadas com exenterações pélvicas anteriores e derivações urinárias. A remoção do arco púbico pode ser necessária também, e casos extremos podem requerer a emasculação, associados à linfadenectomia inguinoilíaca.

Para lesões irressecáveis localmente avançadas (T3-T4, N0-2 e M0) deve-se empregar tratamento multimodal neoadjuvante (poliquimioterapia e radioterapia). Modernos regimes poliquimioterápicos com base em cisplatina têm-se mostrado eficazes no tratamento do câncer de uretra avançado, proporcionando sobrevida prolongada mesmo em linfonodos positivos para a doença. Além disso, pacientes submetidos à cirurgia após quimioterapia apresentam melhora significativa na sobrevida quando comparados àqueles que foram tratados apenas com quimioterapia.

TUMORES DE TESTÍCULO

Epidemiologia

Os tumores de células germinativas testiculares (TGCT), que compreendem 98% de todas as neoplasias testiculares, são os cânceres mais comumente encontrados entre homens com idades entre 15 e 44 anos nos Estados Unidos (EUA).

A incidência de câncer testicular mostra que de todos os tumores primários testiculares, 90 a 95% são tumores de células germinativas (seminoma e não seminoma), enquanto os demais são neoplasias não germinativas (de células Leydig, de células de Sertoli, gonadoblasto) (Fig. 2-2).

A probabilidade de um câncer testicular ocorrer durante toda vida é de 2% para cada homem branco nos EUA. A sobrevida desses pacientes com câncer testicular melhorou muito nos últimos anos, refletindo a melhora da quimioterapia combinada e efetiva.

O câncer testicular é ligeiramente mais comum do lado direito do que no esquerdo, em padrão com maior incidência de criptorquidia do lado direito. Dos tumores testiculares primários, 1 a 2% são bilaterais, e cerca de 50% desses tumores ocorrem em homens com história de criptorquidia unilateral ou bilateral.

Os tumores bilaterais primários do testículo podem ser sincrônicos ou assincrônicos, mas tendem a ser do mesmo tipo histológico. O seminoma é um tumor de células germinativas mais comum nos tumores testiculares primários bilaterais, enquanto linfoma maligno é o tumor bilateral mais comum do testículo.

Etiologia

A etiologia da maior parte dos tumores de células germinativas não é bem conhecida. Algumas situações clínicas podem fazer uma criança a ter maior predisposição a desenvolver uma condição tumoral de células germinativas: alterações congênitas que afetam o sistema nervoso central, órgãos genitais, sistema urinário e coluna vertebral, assim como certas condições genéticas que ocasionam disfunções cromossômicas. Meninos com testículos criptorquídicos podem apresentar um risco maior de desenvolver neoplasias testiculares.

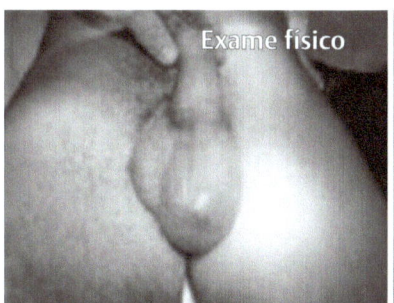
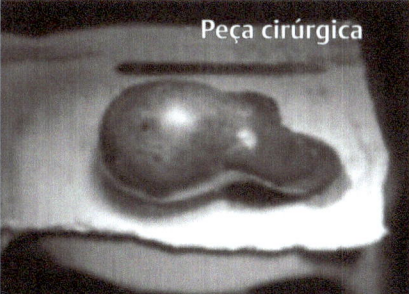

Fig. 2-2. Exame físico e peça cirúrgica de tumor de testículo. (Fonte: Urologia Brasil, 2013.)

Fatores de Risco

A causa do câncer testicular é desconhecida, porém fatores congênitos quanto adquiridos estiveram associados ao surgimento de tumores. A associação mais enfática foi observada com o testículo criptórquico. Na infância, é importante o exame pediátrico para verificar se ocorreu normalmente a descida dos testículos para a bolsa escrotal.

Diagnóstico Precoce

Atualmente, o câncer de testículo é considerado um dos mais curáveis, principalmente quando diagnosticado em estágio inicial. A presença de nodulações ou endurecimentos testiculares deverão ser avaliada por um médico especialista. O exame físico é o melhor meio de detecção precoce, visto que a presença de massa testicular é a queixa mais frequente.

Estadiamento

A classificação aplica-se apenas aos tumores de células germinativas dos testículos. O estadiamento TNM (2017) é com base na determinação da extensão anatômica da doença e avaliação dos marcadores tumorais séricos, não sendo aplicável a classificação histopatológica (Tabela 2-4) (Fig. 2-3).

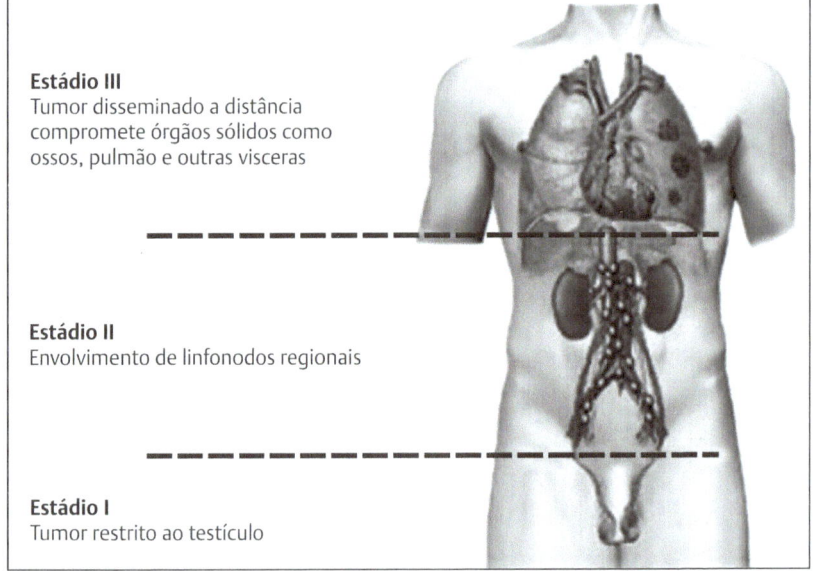

Fig. 2-3. Estadiamento dos tumores seminomatosos. (Fonte: Urologia Brasil, 2013. Adaptada de ACC Atlas of Pathophysiology, 2nd Edition.)

TUMORES UROLÓGICOS

Tabela 2-4. Estadiamento Clínico TNM – UICC, 2017 (8ª edição)

T	Tumor primário
Tx	O tumor primário não pode ser avaliado
T0	Não há evidência de tumor primário (p. ex., cicatriz histológica no testículo)
Tis	Neoplasia de células germinativas intratubular (carcinoma *in situ*)
T1	Tumor limitado ao testículo e epidídimo sem invasão vascular/linfática; o tumor pode invadir a túnica albugínea, mas não a túnica *vaginalis*
T2	Tumor limitado ao testículo e epidídimo com invasão vascular/linfática, ou tumor que se estende pela túnica albugínea com envolvimento da túnica *vaginalis*
T3	Tumor invade o cordão espermático com ou sem invasão vascular/linfática
T4	Tumor invade o escroto com ou sem invasão vascular/linfática
N	**Linfonodos regionais**
Nx	Os linfonodos regionais não podem ser avaliados
N0	Ausência de metástase em linfonodo regional
N1	Metástase em massa linfonodal com 2 cm ou menos em sua maior dimensão e 5 ou menos linfonodos positivos, nenhum com mais de 2 cm na maior dimensão
N2	Metástase em massa linfonodal com mais de 2 cm, porém não mais que 5 cm em sua maior dimensão; ou mais de 5 linfonodos positivos, nenhum com mais de 5 cm; ou evidência de extensão extranodal de tumor
N3	Metástase com massa linfonodal com mais de 5 cm em sua maior dimensão
M	**Metástase a distância**
M0	Ausência de metástase a distância
M1	Metástase a distância
M1a	Metástase em linfonodo não regional ou metástase pulmonar
M1b	Metástase a distância para outras localizações

Prevenção
O autoexame deve realizado nos testículos, sendo um hábito e muito importante na prevenção neste tipo de câncer e deve ser realizado mensalmente.

Tratamento
As altas taxas de cura do câncer de testículo são secundárias aos tratamentos cirúrgico e quimioterápico com base na cisplatina. A cirurgia tem grande

relevância decorrente de três fatores isolados: 1) a orquiectomia radical estabelece o diagnóstico e controle do tumor primário; 2) a linfadenectomia retroperitoneal isoladamente é importante para o estadiamento patológico da doença e 3) a cirurgia é importante para completar a remissão dos pacientes com doença avançada que foram tratados com quimioterapia e permaneceram com massas residuais.

Nos tumores em estágio inicial, a primeira etapa do tratamento é a orquiectomia radical, que é a ressecção do testículo com ligadura alta dos elementos do cordão espermático, seguida de radioterapia retroperitoneal profilática para seminomas ou linfadenectomia retroperitoneal para não seminomas, o que reduz o risco de metástases retroperitoneais microscópicas.

Nos casos em que a doença compromete linfonodos retroperitoneais (> 2 cm) e/ou apresentam metástase pulmonar ou mediastinal, o tratamento de escolha é a quimioterapia com cisplatina, etoposide e, eventualmente, bleomicina. Pacientes com massa residual pós-quimioterapia e marcadores negativos serão submetidos à abordagem cirúrgica. Pacientes com câncer residual podem ser submetidos a novo esquema quimioterápico.

TUMORES DE RETROPERITÔNIO
Epidemiologia
Dos tumores retroperitoneais, menos da metade são sarcomas, sendo 15 a 20% lesões benignas, e os outros são representados por linfomas primários ou tumores urológicos. Os sarcomas do retroperitônio podem ocorrer em qualquer idade, mas acometem preferencialmente por volta dos 60 anos e ocorrendo mais em homens.

O sistema de estadiamento da AJCC (American Joint Committee on Cancer) para sarcomas de tecidos moles baseia-se no grau histológico, no tamanho e profundidade do tumor e na presença de metástases distantes ou nodais. Apesar das melhorias nas taxas de controle local com ressecções locais amplas e radioterapia, a metástase e a morte continuam sendo um problema significativo em 50% dos pacientes que apresentam sarcomas de tecidos moles de alto risco.

Os sarcomas de tecido mole de adultos são neoplasias heterogêneas que respondem por 11.410 novos diagnósticos e 4.390 mortes por ano.

De modo geral, os sarcomas de partes moles parecem não resultar de alterações malignas ou da diferenciação de tumores benignos de tecidos moles, e, apesar da variedade de subtipos histológicos, os sarcomas de partes moles têm muitas características clínicas e patológicas em comum.

Patologia
Os sarcomas retroperitoneais surgem principalmente a partir de tecidos moles de origens fibrosa e adiposa, bem como em músculos, nervos e tecidos linfáticos. Esses tecidos são derivados do mesênquima primitivo da mesoderme

com alguma participação do neuroectoderma. Os tipos histológicos classicamente mais frequentes são o lipossarcoma, leiomiossarcoma e fibrossarcoma, seguidos por outas histologias.

Tipos de Tumor

As lesões benignas são caracterizadas pelos lipomas, lipomatose pélvica, mielolipoma e leiomioma. Já as lesões malignas são os lipossarcomas, leiomiossarcoma, histiocitoma fibroso maligno, fibrossarcoma, rabdominossarcoma e hemangiopericitomas malignos.

Diagnóstico

Os tumores de retroperitônio, normalmente sarcomas, têm crescimento lento, e sua localização se torna complexa por conta da anatomia. Seu progresso é lento, de início dos sintomas até o diagnóstico pode levar aproximadamente a cinco messes.

O paciente ao exame físico pode apresentar abdome globoso, e a linfonodomegalia é rara. O diagnóstico por imagem é importante para definir os limites do câncer e para avaliar se as estruturas adjacentes estão pérvias. No caso desta alteração ser observada em homem jovem deve-se suspeitar de câncer de células germinativas.

Estadiamento (Tabela 2-5)

Tabela 2-5. Estadiamento Clínico TNM – UICC, 2017 (8ª edição)

T	Tumor primário
Tx	O tumor primário não pode ser avaliado
T0	Não há evidência de tumor primário
T1	Tumor com 5 cm ou menos na maior dimensão
T2	Tumor com mais de 5 cm, mas não mais que 10 cm na maior dimensão
T3	Tumor com mais de 10 cm, mas não mais que 15 cm na maior dimensão
T4	Tumor com mais de 15 cm na maior dimensão
N	**Linfonodos regionais**
Nx	Os linfonodos regionais não podem ser avaliados
N0	Ausência de metástase em linfonodo regional
N1	Metástase em linfonodos regionais
M	**Metástase a distância**
M0	Ausência de metástase a distância
M1	Metástase a distância

Tratamento

A cirurgia radical é a principal forma e a mais eficaz para a terapia desses tumores de retroperitônio primários. A radioterapia é utilizada com sucesso no sarcoma de extremidades e é razoável considerar no controle local do sarcoma. A dose deve ser limitada para não prejudicar estruturas adjacentes. A radioterapia pode ser utilizada como neoadjuvante, intraoperatória ou adjuvante. A terapia adjuvante parece razoável, pela função do alto potencial de recorrência sistêmica dos tumores de retroperitônio.

TUMORES DE PELVE RENAL E URETER

Epidemiologia

O carcinoma urotelial de pelve renal e ureter (UTUC) apresenta uma baixa incidência, correspondendo de 5 a 10% dos tumores uroteliais. Origina-se do urotélio que recobre todo o trato urinário superior, desenvolvendo-se como carcinoma urotelial (raramente carcinoma epidermoide ou adenocarcinoma).

Os tumores de pelve renal são duas vezes mais frequentes que os tumores de ureter. O UTUC se apresenta como um tumor invasivo em mais de 60% das vezes, agressivo e com alto potencial de recorrência e progressão, com pico de incidência em indivíduos com idade entre 70-90 anos e são três vezes mais comuns em homens.

Fatores de Risco

O tabagismo, sendo que indivíduos fumantes possuem risco de 2,5 a 7 vezes maior de desenvolver UTUC, e a exposição ocupacional às aminas aromáticas são os maiores causadores de tumores uroteliais. Aminas aromáticas são substâncias que encontramos no dia a dia, utilizadas principalmente em indústrias de tintas, têxtil, borracha, carvão e petroquímicas.

O contato constante com essa substância pode levar à irritação das células uroteliais, podendo levar a mutações que favoreçam o aparecimento do UTUC.

Sinais e Sintomas

O sintoma mais comum é a hematúria visível ou não visível, presente de 70 a 80% dos casos. A dor no flanco ocorre em 20-40% dos casos, e uma massa lombar em 10-20%. Sintomas sistêmicos (incluindo anorexia, perda de peso, mal-estar, fadiga, febre, suores noturnos ou tosse) estão associados à UTUC e devem ser investigados na avaliação principalmente para doença metastática.

Diagnóstico

O diagnóstico do UTUC é realizado principalmente por exames de imagem, ou por exame de rotina, como, por exemplo, ultrassonografia, ou por meio de investigação de hematúria.

Urografia por Tomografia Computadorizada
A urografia por tomografia computadorizada (CTU) é definida como exame de tomografia computadorizada dos rins, ureteres e bexiga, após a administração de material de contraste intravenoso e inclui várias fases de aquisição de imagem. Tem a maior precisão diagnóstica para o diagnóstico de UTUC. A sensibilidade da CTU para UTUC é de 0,67-1,0, e a especificidade é de 0,93-0,99.

Imagem de Ressonância Magnética
A urografia por ressonância magnética (MRU) é indicada em pacientes que não podem ser submetidos à CTU. A sensibilidade da MRU é de 0,75 após injeção de contraste para tumores < 2 cm. O uso de MRU com meio de contraste à base de gadolínio deve ser limitado em pacientes com comprometimento renal grave (depuração de creatinina < 30 mL/min), em razão do risco de fibrose sistêmica nefrogênica. A urografia por tomografia computadorizada é geralmente preferida em relação à MRU para o diagnóstico de UTUC (Fig. 2-4).

Cistoscopia
A citoscopia é um exame muito importante, uma vez que até 13% dos pacientes podem ter lesão de bexiga associada aos tumores de trato superior no momento do diagnóstico. Também é essencial durante acompanhamento de pacientes após o tratamento de lesão primária, por causa do risco elevado de recorrência tumoral na bexiga.

Ureteroscopia
A ureteroscopia é usada para visualizar e biopsiar o ureter, a pelve renal e o sistema coletor. Tais biópsias ureteroscópicas podem determinar o grau do tumor em 90% dos casos com baixa taxa de falso-negativo, independentemente do tamanho da amostra. A graduação pode ocorrer a partir da biópsia diagnóstica, tornando necessário um acompanhamento intensivo. O tratamento poupador de rim é escolhido. A ureteroscopia também facilita a amostragem ureteral seletiva para citologia detectar carcinoma *in situ*.

Estadiamento
A classificação do carcinoma urotelial de pelve renal e ureter (UTUC) é dada pela classificação TNM de tumores malignos, 8ª edição, 2017. A classificação aplica-se apenas a carcinomas, excluindo-se papilomas (Tabela 2-6).

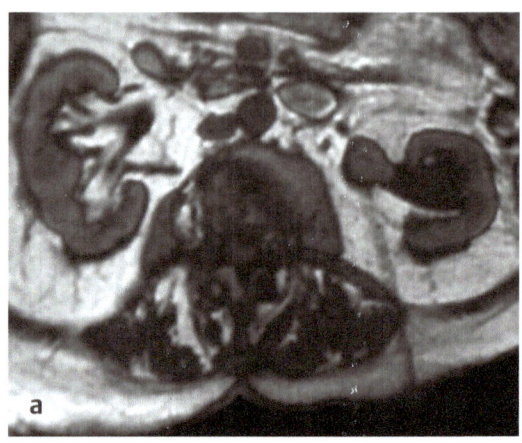

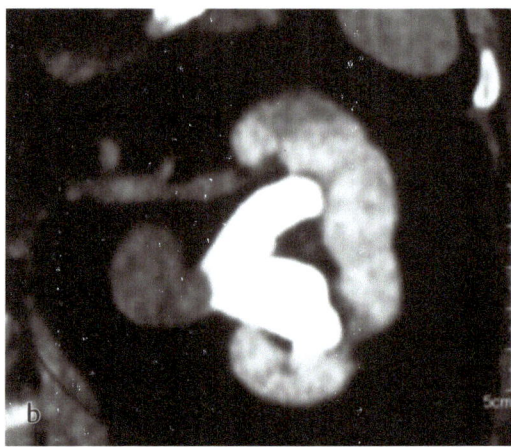

Fig. 2-4. Ressonância magnética sem (a) e com (b) contraste mostrando lesão tumoral proveniente do urotélio da pelve renal à direita, causando hidronefrose e retardo na excreção de contraste. (Fonte: Urologia Brasil, 2013.)

Tabela 2-6. Estadiamento Clínico TNM – UICC, 2017 (8ª edição)

T	Tumor primário
Tx	O tumor primário não pode ser avaliado
T0	Não há evidência de tumor primário
Ta	Carcinoma papilar não invasivo
Tis	Carcinoma in situ
T1	Tumor invade tecido conectivo subepitelial

(Continua.)

Tabela 2-6. *(Cont.)* Estadiamento Clínico TNM – UICC, 2017 (8ª edição)

T	Tumor primário
T2	Tumor invade muscular
T3	(Pelve renal) Tumor invade além da muscular em gordura peripélvica ou parênquima renal (Ureter) Tumor invade além da muscular em gordura periuretérica
T4	Tumor invade órgãos adjacentes ou através do rim em gordura perinéfrica
N	**Linfonodos regionais**
Nx	Os linfonodos regionais não podem ser avaliados
N0	Ausência de metástase em linfonodo regional
N1	Metástase em um único linfonodo com 2 cm ou menos na sua maior dimensão
N2	Metástase em um único linfonodo com mais de 2 cm, ou múltiplos linfonodos
M	**Metástase a distância**
M0	Ausência de metástase a distância
M1	Metástase a distância

Tratamento

O tratamento padrão ouro é a nefroureterectomia radical, retirada do rim e de todo ureter com um pequeno fragmento da bexiga (onde ocorre a implantação do ureter com a bexiga). A retirada de todo o trato urinário alto é decorrente da alta taxa de recorrência de tumor (Fig. 2-5).

- *Quimioterapia:* geralmente é utilizada nos casos de tumores metastáticos. A mesma também pode ser utilizada associada à cirurgia em pacientes que apresentam alto risco de recorrência ou progressão. A quimioterapia realizada neoadjuvante da cirurgia é preferencial, por causa de evidências de uma melhor resposta ao tratamento.
- *Radioterapia:* é utilizada em pacientes com doença metastática e como recurso paliativo para os sintomas, não sendo indicada com intuito curativo.

Acompanhamento

O acompanhamento das neoplasias do trato urinário alto deve ser individualizado, variando de acordo com grau e estadiamento das lesões e tipo de tratamento inicial. Acometimento vesical frequente impõe a realização de cistoscopias e de citologia oncótica urinária com intervalos trimestrais no primeiro ano, semestrais no segundo e terceiro anos, e anuais a partir de então. A cada seis meses devem ser realizadas endoscopias ipsolaterais e, a

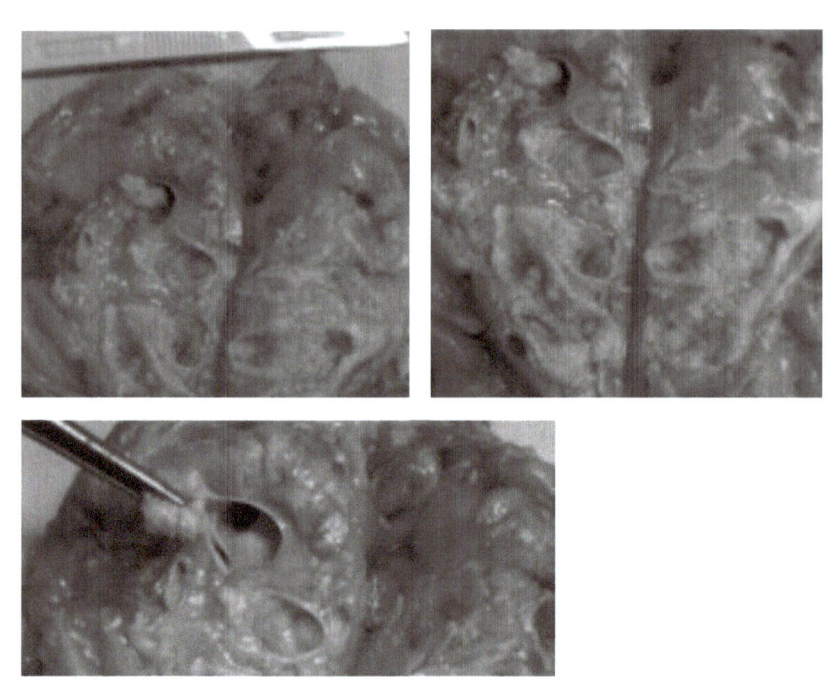

Fig. 2-5. Produto de nefrouretectomia radical, mostrando doença multifocal na pelve e cálices renais. (Fonte: Urologia Brasil, 2013.)

cada ano, pielografias ascendentes contralaterais ou exames contrastados, como urografia excretora ou TC. Em pacientes sob alto risco de progressão, com lesões de alto grau ou elevado estadiamento, são necessários exames de reestadiamento periodicamente.

Exame físico, radiografia de tórax e exames laboratoriais, que incluem cálcio, fosfatase alcalina, enzimas hepáticas, hemograma e função renal, principalmente se associados a quimioterapias, devem ser feitos a cada três meses no primeiro ano, a cada seis meses nos segundo e terceiro anos, e a partir daí anualmente. TC ou RM de abdome e de pelve devem ser repetidas a cada seis meses nos dois primeiros anos e, a seguir, anualmente até o quinto ano. Cintilografias ósseas são solicitadas em casos de suspeita clínica ou quando houver elevação da fosfatase alcalina sérica.

TUMORES DE PÊNIS
Epidemiologia
A neoplasia maligna de pênis é uma doença agressiva e mutiladora com profundos efeitos na autoestima do homem. É uma patologia maligna rara

em países desenvolvidos, com incidência anual menor que 1 caso para cada 100.000 homens, representando menos de 1% dos cânceres nesse gênero, embora alcance taxas de aproximadamente 10% em alguns países da Ásia, África e América do Sul.

As incidências são influenciadas por fatores culturais e socioeconômicos em diferentes áreas geográficas, incluindo práticas religiosas, em particular a realização da circuncisão precoce que é mais comum em muitos países da Ásia e da África, tornando a incidência menor nestas regiões.

No Brasil, a incidência de indivíduos com câncer de pênis (CP) varia de 2,9-6,8/100.000 habitantes, o que significa uma das maiores taxas de incidência desta neoplasia no mundo, alcançando cerca de 2% dos cânceres urogenitais masculinos, sendo mais frequentes em regiões menos favorecidas, como o Norte e o Nordeste do Brasil.

O câncer peniano afeta tipicamente homens na terceira idade, na faixa etária entre 50 e 70 anos de idade, com incidência crescente relacionada com o envelhecimento. O tipo mais frequente do CP é o epidermoide (> 85%), seguido dos carcinomas basaloides, verrucosos, sarcomas verruciformes e melanomas.

Fatores de Risco

A etiologia do câncer de pênis não está completamente esclarecida, mas dentre os fatores de risco relacionados com o câncer peniano, destacam-se a produção de esmegma, retenção de células descamativas e resíduos de urina na glande, persistência de fimose e infecções sexualmente transmissíveis (ISTs), havendo ainda uma associação importante da doença ao tabagismo, baixo nível socioeconômico, baixa escolaridade, má instrução e higiene íntima inadequada.

O esmegma é uma substância produzida por secreção lubrificante e por descamação das células epiteliais da face interna do prepúcio e que se acumula em homens com má higiene íntima, particularmente aqueles que têm fimose. Acredita-se que seria um agente carcinogênico, pela conversão de esteróis esmegmáticos em esteróis carcinogênicos pelo *Mycobacterium smegmatis*.

As infecções sexualmente transmissíveis (ISTs), como gonorreia, clamídia e/ou sífilis, são consideradas fatores de risco importantes, embora não exista evidência de relação de causalidade entre os patógenos e o desenvolvimento neoplásico.

A infecção por papilomavírus humano (HPV) tem associação ao câncer de pênis em 30 a 50% dos casos. O HPV afeta o epitélio escamoso da genitália masculina da mesma forma que a feminina, incluindo a formação de condilomas e a transformação neoplásica. Os HPV, tipos 16, 18, 31 e 33 entre outros, estão relacionados com carcinoma *in situ* e invasivo. O HPV 16 é o mais frequentemente identificado na lesão primária, tendo sido descrito em lesões metastáticas.

Sinais e Sintomas

O carcinoma peniano geralmente tem início por uma pequena lesão ulcerada, vegetante ou nodular na glande, prepúcio ou corpo do pênis. Em sua apresentação inicial acomete a glande em 48% dos casos, o prepúcio em 21%, a glande e o prepúcio em 9%, o sulco coronal em 6% e a haste peniana em menos de 2%.

O CP pode apresentar infecção associada e odor fétido, além da presença de uma secreção branca chamada esmegma. Na doença avançada, a doença pode também acometer a uretra, causando fístula uretrocutânea. É possível ainda apresentar gânglios inguinais aumentados, o que pode ser um sinal agravante na progressão da doença.

A região inguinal representa o principal sítio de metástases do carcinoma epidermoide do pênis, sendo a disseminação hematogênica para estruturas viscerais incomum com taxas que variam de 1 a 10%.

O carcinoma peniano apresenta um curso agressivo e progressivo, com pacientes evoluindo para óbito em menos de 2 anos após o diagnóstico da lesão primária quando privados de tratamento. Esta complicação deve-se principalmente a comprometimentos locorregionais incontroláveis, como infecções crônicas, sepse e hemorragia por erosão dos vasos femorais e metástases a distância.

Diagnóstico

O exame físico apresenta elevado valor preditivo positivo, sensibilidade e especificidade, sendo o principal método para avaliação da extensão local, porém a única maneira de se confirmar o diagnóstico do tumor primário é por meio da biópsia, que fornecerá dados relevantes para decisão terapêutica, como tipo histológico, grau de diferenciação tumoral e infiltração de estruturas penianas.

Recomenda-se que a biópsia seja feita preferencialmente na porção central da lesão e em profundidade, utilizando-se a classificação de Broders para graduação histológica: a) bem diferenciado (70 a 80% dos casos); b) moderadamente diferenciado; c) indiferenciado.

A ressonância magnética (RM) e a ultrassonografia (US) podem ser utilizadas para avaliar tumores cuja extensão local não pode ser determinada adequadamente pelo exame físico. Porém, quando comparados, o exame físico é mais fidedigno que a US e a RM para avaliação do tamanho tumoral e mais acurado na determinação de infiltração profunda.

O método ideal de avaliação dos linfonodos regionais nos pacientes com CP é ainda controverso. É difícil a diferenciação entre linfadenomegalia inflamatória reacional e metastática apenas pelo exame físico. Alguns especialistas recomendam o uso de antibiótico por 4 a 6 semanas após o tratamento da lesão primária, com o intuito de tratar lesões inflamatórias, seguido de reavaliação. Aproximadamente 50% dos linfonodos palpáveis não apresentam comprometimento neoplásico e, por outro lado, cerca de 20% dos pacientes sem acometimento linfonodal detectável à palpação apresentam metástases.

O único processo confiável de avaliação dos linfonodos regionais é a linfadenectomia regional, que pode, além de estabelecer o estadiamento, eventualmente, curar lesões mínimas.

Para a avaliação de metástases a distância, podem ser realizadas radiografia de tórax, tomografia computadorizada (TC) de abdome e pelve. A tomografia por emissão de pósitron (PET), acoplada ou não à tomografia computadorizada (PET-TC), é um método promissor, porém ainda em avaliação.

Estadiamento

A oitava edição da classificação TNM para câncer de pênis, publicada, em 2017, inclui mudança na categoria T (Tabela 2-7) (Fig. 2-6).

Tabela 2-7. Estadiamento Clínico TNM – UICC, 2017 (8ª edição)

T	Tumor primário
Tx	O tumor primário não pode ser avaliado
T0	Não há evidência de tumor primário
Tis	Carcinoma *in situ* (Neoplasia Intraepitelial Peniana – NIP)
Ta	Tumor verrucoso não invasivo
T1	Tumor invade tecido conectivo subepitelial
T1a	Tumor invade tecido conectivo subepitelial sem invasão linfovascular e pouco diferenciado
T1b	Tumor invade tecido conectivo subepitelial com invasão linfovascular ou pouco diferenciado
T2	Tumor invade corpo esponjoso com ou sem invasão da uretra
T3	Tumor invade corpo cavernoso com ou sem invasão da uretra
T4	Tumor invade outras estruturas adjacentes
N	**Linfonodos regionais**
Nx	Os linfonodos regionais não podem ser avaliados
N0	Ausência de metástase em linfonodo regional
N1	Linfonodo inguinal unilateral palpável e móvel
N2	Linfonodos inguinais múltiplos ou bilaterais palpáveis e móveis
N3	Massa linfonodal inguinal fixa ou linfonodopatia pélvica uni ou bilateral

(Continua.)

Tabela 2-7. *(Cont.)* Estadiamento Clínico TNM – UICC, 2017 (8ª edição)

M	Metástase a distância
Mx	Metástases não podem ser avaliadas
M0	Ausência de metástase a distância
M1	Metástase a distância

Estádio I: Tumor limitado à glande e/ou ao prepúcio
Estádio II: Tumor invade corpo cavernoso
Estádio III: Tumor com metástase(s) para linfonodo(s) inguinal(is)
Estádio IV: Tumor invade estrutura adjacente ou presença de linfonodos inoperáveis ou metástase(s) a distância

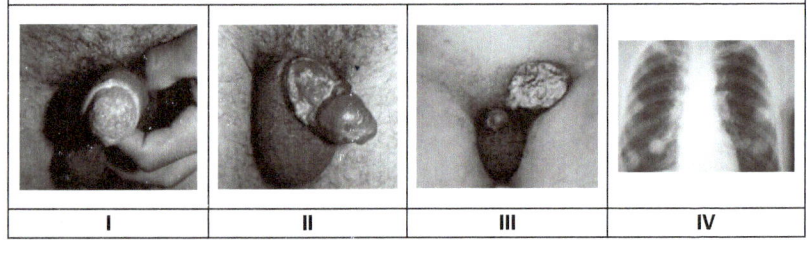

I	II	III	IV

Fig. 2-6. Estadiamento do carcinoma de pênis pela Classificação de Jackson. (Fonte: Urologia Fundamental, 2010.)

Tratamento

Nos últimos anos, a cura para o câncer de pênis aumentou para 80%, por causa do melhor conhecimento da doença, do diagnóstico precoce, dos avanços tecnológicos e do tratamento especializado.

O *laser* tem aplicação no tratamento das lesões benignas, pré-malignas e malignas nos estádios Tis, Ta, T1 e, eventualmente, T2. Apresenta vantagens, pois promove a destruição da lesão com preservação da função e da anatomia, diminuindo o impacto devastador físico e psíquico das cirurgias mutiladoras.

O tratamento cirúrgico do câncer de pênis consiste na abordagem da lesão primária e das regiões inguinais, sendo que o procedimento pode variar, em extensão, desde a postectomia, a amputação parcial ou total e até emasculação. Entretanto, por causa de seu caráter de mutilação, esforços têm sido realizados para encontrar alternativas mais conservadoras.

Indivíduos com carcinoma verrucoso (Ta), carcinoma *in situ* (Tis) ou tumor epidermoide invasivo T1 no prepúcio podem ser beneficiados pela criocirurgia, excisão da lesão ou a postectomia. Quando o tumor é estádio T1 na glande ou T2 de localização favorável, a penectomia parcial do pênis com margem de 1,5 a 2 cm pode ser a opção mais viável. Tumores T3 requerem amputação parcial ou total, e tumores T4, penectomia total com ressecção de todas as estruturas envolvidas, associada à uretrostomia perineal. Cirurgias complexas, como desarticulações ou hemipelvectomias, devem ser avaliadas muito cuidadosamente, com a seleção criteriosa dos pacientes (Fig. 2-7).

Nas lesões irressecáveis pode-se empregar a quimioterapia neoadjuvante à cirurgia. Os tratamentos radioterápicos para o CP abrangem várias modalidades, como radioterapia externa, intersticial e radiação por emissão de elétrons, porém este tumor é caracteristicamente radiorresistente, e a dosagem necessária para esterilização tumoral é alta, podendo impor complicações locais, como fístulas, estenoses uretrais, dor, edema, danos testiculares, fibrose peniana e necrose tecidual de difícil controle clínico.

A radioterapia é mais bem indicada para pacientes com carcinoma *in situ*, após a falha na utilização tópica de 5-fluorouracil, em pacientes que não querem realizar a cirurgia padrão ou naqueles com tumores avançados e que não querem realizar amputação e em pacientes jovens com pequenos tumores superficiais exofíticos de localização distal. Deve-se realizar circuncisão antes do tratamento radioterápico, com a finalidade de melhor exposição da lesão e evitar edemas de prepúcio.

A linfadenectomia terapêutica, com intuito de ressecar metástases linfonodais regionais, pode ser curativa em até 80% dos casos de micrometástases

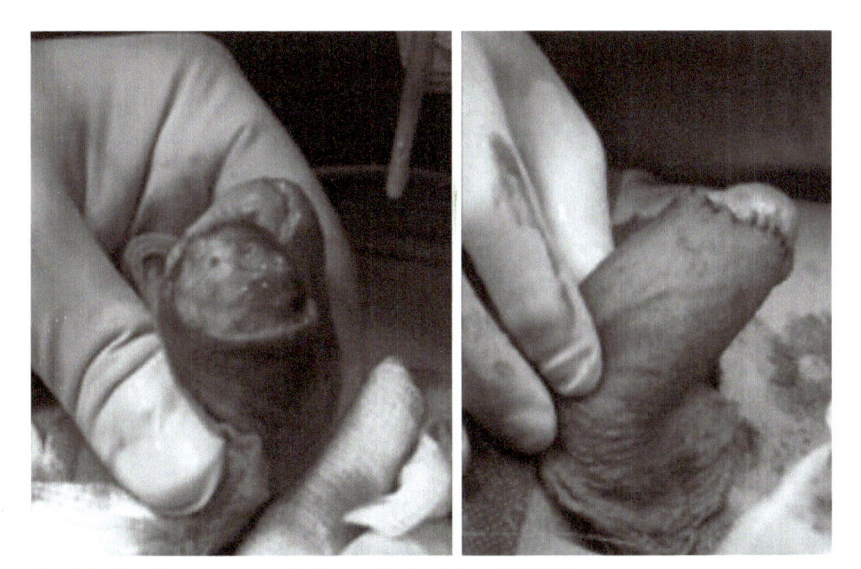

Fig. 2-7. Glandectomia parcial. (Fonte: Urologia Brasil, 2013.)

e está indicada nos pacientes com carcinoma epidermoide em uma das seguintes condições: linfonodos inguinais palpáveis; tumores de alto grau (grau histopatológico II ou III) e estadiamento local avançado (T2 ou superior). Nas outras situações, não existe indicação precisa de linfadenectomia, e os pacientes devem ser acompanhados regularmente. Nos casos de carcinoma verrucoso (Ta) não há indicação de linfadenectomia, uma vez que não haja evolução para metástases regionais.

A cirurgia paliativa é realizada em pacientes com carcinoma epidermoide avançado que apresentam metástases para a região inguinal ou a distância. Estes pacientes apresentam linfonodos fixos ou ulcerados, uni ou bilateralmente, que devem ser ressecados juntamente com a pele a eles aderida, resultando, muitas vezes, em grandes defeitos cutâneos que dificultam o fechamento da incisão operatória.

Nestas condições, podem ser empregados retalhos miocutâneos com tecidos com boa mobilidade. Ocasionalmente, o desbridamento cirúrgico aliado a técnicas de reconstrução promove alguma paliação para pacientes com doença locorregional avançada.

De maneira geral, a região inguinal tolera mal os efeitos decorrentes de doses recomendadas de radioterapia, com riscos de linfedema, ulcerações e necrose local, não alterando o curso da doença.

Vários esquemas de quimioterapia têm sido propostos com resultados variados, em diferentes indicações, como doença metastática e/ou doença locorregional no pré ou no pós-operatório. Não há, porém, tratamento quimioterápico padrão para o carcinoma de pênis, de acordo com as diretrizes internacionais.

LEITURAS SUGERIDAS

Albers P, Albrecht W, Algaba F, Bokemeyer C, Cohn-Cedermark G, Fizazi K, Horwich A, Laguna MP, Nicolai N, Oldenburg J; European Association of Urology. Guidelines on Testicular Cancer: 2015 Update. Eur Urol. 2015 Dec;68(6):1054-68.

Brierley J, Gospodarowicz MK, Wittekind Ch. TNM classification of malignant tumors. 8. ed. John Wiley & Sons; 2017.

Çağrı Şenocak, Cengiz Kara, Ural Oğuz, Ali Ünsal. Hydrodistention and anticholinergics are useful for bladder contracture caused by intravesical bcg therapy: a case report. N J Med. 2011;28(3):185-7.

Colombo C, Randall RL, Andtbacka RH, Gronchi A. Surgery in soft tissue sarcoma: more conservative in extremities, more extended in the retroperitoneum. Expert Rev Anticancer Ther. 2012;12(8):1079-87.

Cormier JN, Pollock RE. Soft tissue sarcomas. CA Cancer J Clin. 2004 Mar-Apr;54(2):94-109.

De Paula SHB, Souza MJL, Almeida JD. Câncer de pênis, aspectos epidemiológicos e fatores de risco: tecendo considerações sobre a promoção e prevenção na Atenção Básica. Bol Inst Saúde. 2012;14(1):111-118.

Favorito LA, Nardi AC, Ronalsa M, Zequi SC, Sampaio FJB, Glina S. Epidemiologic study on penile cancer in Brazil. Int Braz J Urol. Sep-Oct 2008;34(5):587-91.

Gakis G, Witjes JA, Compérat E, Cowan NC, De Santis M, Lebret T, et al. Guidelines on Primary Urethral Carcinoma. European Association of Urology; 2014.

Ghazarian AA, Trabert B, Devesa SS, McGlynn KA. Recent trends in the incidence of testicular germ cell tumors in the United States. Andrology. 2015 Jan;3(1):13-8.

Honoré C, Méeus P, Stoeckle E, Bonvalot S. Soft tissue sarcoma in France in 2015: Epidemiology, classification and organization of clinical care. J Visc Surg. 2015;152(4):223-30.

Hospital do Câncer. Disponível em: http://www.accamargo.org.br/tudo-sobre-o-cancer/pelve-renal--ureter/53/

Instituto Nacional do Câncer José Alencar Gomes da Silva. Estimativa 2018: incidência de câncer no Brasil. Rio de Janeiro, 2018.

Instituto Nacional de Câncer José Alencar Gomes da Silva. Estimativa 2020: incidência de câncer no Brasil / Instituto Nacional de Câncer José Alencar Gomes da Silva. – Rio de Janeiro: INCA, 2019.

Ljungberg B, Cowan N, Hanbury DC, Hora M, Kuczyk MA, Merseburger AS, et al. Diretrizes para o carcinoma de célula renal. Eur Urol. 2007;51(6):1502-10.

McDougal, Wein AJ, Kavoussi LR, Novick AC, Partin AW, Peters CA, et al. Campbell-Walsh Urology. 10. ed. Philadelphia: Elsevier Saunders; 2011.

Montes Cardona CE, García-Perdomo HA. Incidence of penile cancer worldwide: systematic review and meta-analysis. Rev Panam Salud Publica. 2017;41:e117.

Muglia VF, Prando A. Carcinoma de células renais: classificação histológica e correlação com métodos de imagem. Radiol Bras São Paulo. 2015;48(3):166-174.

Nardi AC, Nardozza Jr A, Bezerra AC, Fonseca CEC, Truzzi JC, Rios LAS, et al. Urologia Brasil. São Paulo: Editora Planmark; 2013.

Nardozza Júnior A, Zeratti Filho M, Reis RB. Urologia fundamental. São Paulo: Planmark; 2010.

Nieder AM, Sved PD, Stein JP, Skinner DG, Soloway MS. Cystoprostatectomy and orthotopic ileal neobladder reconstruction for management of bacilli Calmette Guérin-induced bladder contractures. Urology. 2005;65(5):909-12.

Pervaiz N, Colterjohn N, Farrokhyar F, Tozer R, Figueredo A, Ghert M. A systematic meta-analysis of randomized controlled trials of adjuvant chemotherapy for localized resectable soft-tissue sarcoma. Cancer. 2008;113(3):573-81.

Rouprêt M, Babjuk M, Burger M, Compérat E, Cowan NC, Gontero P, et al. EAU Guidelines on of Urothelial Carcinomas the Upper Urinary Tract - Update March 2016. Available from: http://uroweb.org/guideline/upper-urinary-tract-urothelial-cell-carcinoma/.

Rouprêt M, Zigeuner R, Palou J, Boehle A, Kaasinen E, Sylvester R, Babjuk M, Oosterlinck W. European guidelines for the diagnosis and management of upper urinary tract urothelial cell carcinomas: 2011 update. Eur Urol. 2011 Apr;59(4):584-94.

Santos VCT, Milito MA, Marchiori E. O papel atual da ultra-sonografia transretal da próstata na detecção precoce do câncer prostático. Radiol Bras, São Paulo. 2006;39(3):185-192.

Seisen T, Granger B, Colin P, Léon P, Utard G, Renard-Penna R, et al. A Systematic Review and Meta-analysis of Clinicopathologic Factors Linked to Intravesical

Recurrence After Radical Nephroureterectomy to Treat Upper Tract Urothelial Carcinoma. Eur Urol. 2015;67(6):1122-1133.

Singhera M, Huddart R. Testicular cancer: changing patterns of incidence in testicular germ cell tumours. Nat Rev Urol. 2013;10(6):312-4.

Sociedade Brasileira de Urologia e Sociedade Brasileira de Patologia. Câncer de bexiga: estadiamento e tratamento I. Rev Assoc Med Bras. 2008 Jun [cited 2016 Dec 06];54(3):196-198.

Souza VC, Dourado SMM. Câncer de pênis no Brasil: um problema de saúde pública. Rev Bras Oncol Clín. 2015;11(40):58-59.

CÂNCER DE PRÓSTATA

CAPÍTULO 3

Adriane Bertotto
Mariane Castiglione
Mônica Fernanda Johann

ASPECTOS GERAIS DO CÂNCER DE PRÓSTATA

O adenocarcinoma prostático, denominado câncer de próstata (CaP), é considerado uma doença mundial, o segundo mais comum na população masculina mundial, perde apenas para o câncer de pele não melanoma. O Instituto Nacional do Câncer (INCA) estima, no Brasil, 65.840 casos novos de CaP, para cada ano do triênio 2020-2022. Este valor corresponde a um risco estimado de 62,95 casos novos a cada 100 mil homens.

São fatores de risco para CaP: idade, a origem étnica, raça negra, história familiar, dieta rica em gordura e a predisposição genética. De acordo com o INCA a idade é o fator de risco mais comum, pesquisas demonstram que quase 63% dos casos ocorrem em homem com mais de 65 anos.

Em relação aos sintomas do CaP, que levam o homem a procurar o urologista, são divididos em obstrutivos e irritativos:

- Sintomas obstrutivos: dificuldade de iniciar a micção, jato de urina fraco e fino; aumento do tempo miccional e gotas retardatárias.
- Sintomas irritativos: aumento da frequência urinária durante o dia e durante a noite, conhecidos como polaciúria e noctúria e a urgência miccional.
- Estágios avançados, sinais e sintomas relacionados com invasão local, como hematúria, ou mesmo obstrução ureteral, com consequente hidronefrose e uremia ou, menos frequente, sangramento retal decorrente de invasão retal pode ser observado.

RASTREAMENTO E DIAGNÓSTICO

O diagnóstico do CaP inclui a utilização principalmente de três exames de rastreamento:

- Toque retal é um exame clínico realizado no consultório pelo médico urologista, para identificar possíveis áreas irregulares ou endurecidas na próstata, sugerindo a necessidade de maior investigação.
- Dosagem sérica de PSA, sigla em inglês, que em português significa antígeno prostático específico, não é recomendável o seu uso isolado sem o toque retal. As taxas de normalidade da dosagem do PSA são de até 4 ng/mL, no entanto, um limite flexível e correlacionável com o exame de toque retal.
- Ultrassonografia pélvica ou prostática transretal, escolhida para confirmação do carcinoma de próstata. O principal método é a *core* biópsia ou punção por agulha grossa que ajuda a guiar o médico na inserção de uma agulha pela parede do reto até a próstata, removendo uma pequena amostra de tecido encaminhada ao estudo histopatológico do tecido, que deve fornecer a graduação histológica, para informar sobre a provável taxa de crescimento do tumor e sua tendência à disseminação, além de ajudar na determinação do melhor tratamento para o indivíduo.

ESTADIAMENTO

Classificação de metástase Tumor, Linfonodo, Metástase 2017 (TNM) é usada para estadiamento (Tabelas 3-1 e 3-2).

TRATAMENTO

O CaP é uma doença complexa, em que as características, como a idade, as comorbidades e a preferência individual do homem, afetarão na escolha do tratamento. Algumas opções de tratamento são: radioterapia, prostatectomia radical e terapia hormonal. Todas as opções de manejo disponíveis precisam ser avaliadas na íntegra pelo urologista oncológico segundo a recomendação da EAU (2018).

A prostatectomia radical (PR) é considerada como padrão ouro e a forma de tratamento cirúrgico mais efetiva para o CaP localizado, envolve a remoção completa da glândula, vesículas seminais, ampola de vasos deferentes e linfonodos da fossa obturatória, procurando fazer a remoção completa do tumor. A abordagem cirúrgica pode variar, pode ser por vias: retropúbica aberta, videolaparoscópica, robótica e perineal.

A remoção da próstata e de tecidos adjacentes pode levar à disfunção erétil (DE) e à incontinência urinária (IU), ambas pioram significativamente a qualidade de vida do homem e a sua sexualidade. Estima-se que 20 a 90% submetidos à PR possam desenvolver IU e DE e, em alguns casos, a obstrução intravesical. A PR apresenta melhores resultados na redução da mortalidade

Tabela 3-1. Classificação TNM 2017/ EAU 2018

T	Tumor primário
Tx	O tumor primário não pode ser avaliado
T0	Não há evidência de tumor primário
T1	Tumor clinicamente inaparente que não é palpável
T1a	Achado histológico incidental de tumor em 5% ou menos de tecido ressecado
T1b	Achado histológico incidental de tumor em mais que 5% de tecido ressecado
T1c	Tumor identificado por biópsia de agulha (por exemplo, decorrente da elevação de PSA)
T2	Tumor que é palpável e confinado dentro da próstata
T2a	Tumor envolve metade de um lobo ou menos
T2b	Tumor envolve mais da metade de um lobo, mas não ambos os lobos
T2c	Tumor envolve ambos os lobos
T3	Tumor se estende pela cápsula prostática*
T3a	Extensão extracapsular (unilateral ou bilateral) incluindo envolvimento microscópico do colo da bexiga
T3b	Tumor invade vesícula(s) seminal(s)
T4	Tumor é fixo ou invade outras estruturas adjacentes, que não as vesículas seminais: colo vesical: esfíncter externo, reto, músculos elevadores e/ou parede pélvica
N	**Linfonodos regionais**[1]
Nx	Linfonodo regional não pode ser avaliado
N0	Ausência de metástases em linfonodos regionais
N1	Metástases em linfonodos regionais
M	**Metástase a distância**[2]
M0	Ausência de metástases a distância
M1	Metástase a distância
M1a	Não Linfonodo Regional
M1b	Osso(s)
M1c	Outro(s) sítios

* Invasão no ápice da próstata ou (mas não além) da cápsula prostática não é classificado como T3, mas como T2.
[1] Metástases não maior do que 0,2 cm pode ser designada pNmi.
[2] Quando mais do que um local de metástase estiver presente, a categoria mais avançada é usada. (p) M1c é a categoria mais avançada.
Fonte: EAU, 2018.

Tabela 3-2. Grupos de Risco da EAU para Recorrência Bioquímica de CaP Localizado e Localmente avançado

Definição			
Baixo Risco	**Risco intermediário**	**Alto Risco**	
PSA < 10 ng/mL e GS < 7 (ISUP grau 1) e Ct1-2ª	PSA 10-20 ng/mL ou GS 7 (ISUP grade 2/3) ou cT2b	PSA > 20 ng/mL ou GS > 7 (ISUP grau 4/5) ou ct2c	Qualquer PSA e GS (qualquer grau ISUP) Ct3-4 ou cN+
Localizado			Localmente avançado

GS: *gleason score*; ISUP: Sociedade Internacional de Patologia Urológica; PSA: antígeno próstata-específico.

de câncer específico e progressão local e sistêmica da doença. A radioterapia, assim como a braquiterapia, hormonioterapia são alternativas também utilizadas para tratar o CaP, são estudadas em cada caso, no geral utilizadas em homens mais velhos, com maior risco cirúrgico e também podem desencadear disfunções pélvicas e outras complicações.

Fisioterapia Pré e Pós-Prostatectomia Radical

Fisioterapia no Período Pré-Prostatectomia Radical

Ainda não existem recomendações científicas por parte das grandes associações de urologia, como a EAU, por exemplo, para o homem com CaP que irá ser submetido à PR, ser encaminhado à fisioterapia pélvica oncológica no período que antecede a cirurgia. Porém, bons estudos científicos demonstram que indivíduos que realizam fisioterapia no período pré-PR recuperam a IU e melhoram a DE mais rápido, dos que só realizam fisioterapia pós-PR. Esta comparação ainda precisa de maiores evidências científicas para que a Fisioterapia seja uma forte recomendação no pré-operatório da PR. As sugestões benéficas na fase que antecede a cirurgia são:

- Acolher de forma terapêutica o paciente oncológico.
- Realizar poucas sessões pré-operatórias, variando de uma sessão até três meses de acompanhamento antes da cirurgia, a depender do protocolo do serviço.
- Esclarecer sobre a IU e DE e possíveis tratamentos para recuperar estas queixas pós-operatórias, no caso de existirem.
- Informar e orientar sobre sexualidade e função sexual.
- Mudar o estilo de vida, treinos vesical e intestinal.
- Aprimorar a consciência e a funcionalidade corporal e muscular, principalmente dos músculos do assoalho pélvico, podem-se utilizar recursos, como

o *biofeedback* eletromiográfico e/ou pressórico, treinamento dos músculos do assoalho pélvico para aperfeiçoar este objetivo.

Pós-Operatório de Prostatectomia Radical – Fase Hospitalar

A literatura apresenta escassez de informações com bases científicas sobre a fisioterapia pós-prostatectomia, o período em que o homem se encontra internado após a cirurgia de PR. Porém, alguns cuidados são recomendados, como:

- Cuidados com a sonda.
- Prevenção de úlceras de decúbito.
- Atenção com complicações pulmonares, como, por exemplo, atelectasias, pneumonias, insuficiência respiratória entre outras, que prolongam a internação e a recuperação.
- Cuidados com a síndrome da imobilização no leito para não desencadear processo álgico no indivíduo.
- Informação sobre possibilidades de tratamento para a DE e a IU, caso estejam presentes após a retirada da sonda.

Incontinência Urinária Pós-Prostatectomia

A Sociedade Internacional de Continência (ICS) define IU como toda perda involuntária de urina, ela pode ser classificada em três tipos principais: IU de urgência (IUU), IU de esforço (IUE) e a IU mista (IUM). A IUE, a mais prevalente, é definida como a perda involuntária de urina aos esforços, como tossir, espirrar, rir, erguer objetos, pular, correr ou fazer força para defecar.

A IUU, caracterizada pela perda involuntária de urina acompanhada, ou imediatamente precedida, de desejo imperioso de urinar (urgência miccional), geralmente acompanhada de noctúria e aumento de frequência, na ausência de fatores infecciosos, metabólicos ou locais. Tal situação faz parte do quadro denominado como síndrome da bexiga hiperativa (SBH). Estes dois tipos de incontinência, IUE e IUU, podem estar presentes isoladamente ou em combinação, quando recebem a denominação de IUM.

Qualquer tipo de IU pode gerar uma condição debilitante, afastamento social, afetivo e abstinência sexual, com significativo prejuízo à qualidade de vida.

A incidência de IU pós-PR varia na literatura, afeta de 2,5 a 87% dos homens, e ela ocorre principalmente pela lesão dos feixes neurovasculares após a retirada da próstata.

No caso do homem incontinente, a Fisioterapia irá contribuir com o processo de aceleração desta melhora, autores relatam expectativas positivas com o tratamento fisioterapêutico em até um ano de pós-operatório.

O recomendado é encaminhar o indivíduo incontinente o quanto antes à fisioterapia pélvica oncológica. Em caso de perda urinária, tratamento.

Os tratamentos cirúrgicos para IU somente serão indicados após o período de 12 meses do pós-operatório do CaP e, se houver perda moderada/severa de urina ainda neste período, após a avaliação do urologista.

O treinamento dos músculos do assoalho pélvico (TMAP), eletroestimulação (EE) anal ou do nervo tibial posterior, mudanças no estilo de vida e treinamento vesical, *biofeedback* eletromiográfico são os recursos validados para serem utilizados no tratamento da IU pós-PR.

Qualidade de Vida e Incontinência Urinária Pós-Prostatectomia Radical

É importante que o fisioterapeuta que atue em oncologia avalie, em seu público de atendimento, o impacto da doença e suas complicações na sua qualidade de vida. Os questionários podem ser usados na prática clínica e também para pesquisas científicas, entre vários questionários publicados sugerimos para auxiliar nesta investigação:

- Questionário, o *Medical Outcomes Study 36 – Item short form health survey* (SF-36) para investigar a qualidade de vida geral.
- Q *International Consultation on Incontinence Questionnaire – Short Form"* (ICIQ-SF) para avaliar impacto da IU na qualidade de vida (Fig. 3-1).
- *International Consultation on Incontinence Questionnaire Overactive Bladder* (ICIQ-OAB), para avaliar o impacto da bexiga hiperativa na qualidade de vida (Fig. 3-2).

Alguns estudos apontam que tanto o câncer de próstata, como a IU, e a DE podem trazer complicações na qualidade de vida, ou seja impactos biopsicossociais na vida dos homens e das pessoas que estão ao seu redor, alguns exemplos são:

- *Impacto psíquico:* medo, raiva, impotência, ansiedade, vergonha e distúrbios do sono decorrentes de impacto na sexualidade, na função sexual e relação com a parceira.
- *Impacto social:* exclusão social, familiar, afastamento ocupacional e de lazer.
- *Impacto financeiro:* custos excessivos com uso de medicamentos, roupas, absorventes e fraldas.
- *Impacto na saúde:* risco aumentado de infecções urinárias, lesões de pele, quedas e internações.

ICIQ-SF

Nome do Paciente:
Data de Hoje:___/___/___
Muitas pessoas perdem urina alguma vez. Estamos tentando descobrir quantas pessoas perdem urina e o quanto isso as aborrece. Ficaríamos agradecidos se você pudesse nos responder as seguintes perguntas, pensando em como você tem passado, em média nas ÚLTIMAS QUATRO SEMANAS.

1. Data de Nascimento:___/___/___(Dia / Mês / Ano)
2. Sexo: Feminimo ☐ Masculino ☐

3. Com que frequência você perde urina? (assinale uma resposta)

Nunca ☐ 0
Uma vez por semana ou menos ☐ 1
Duas ou três vezes por semana ☐ 2
Uma vez ao dia ☐ 3
Diversas vezes ao dia ☐ 4
O tempo todo ☐ 5

4. Gostaríamos de saber a quantidade de urina que você pensa que perde. (assinale uma resposta)

Nenhuma ☐ 0
Uma pequena quantidade ☐ 2
Uma moderada quantidade ☐ 4
Uma grande quantidade ☐ 6

5. Em geral quanto que perder urina interfere em sua vida diária? Por favor, circule um número entre 0 (não interfere) e 10 (interfere muito)

0 1 2 3 4 5 6 7 8 9 10
Não interfere   Interfere muito

ICIQ Escore: soma dos resultados 3+4+5 =_____

6. Quando você perde urina?
(Por favor. assinale todas as alternativas que se aplicam a você)

Nunca ☐
Perco antes de chegar ao banheiro ☐
Perco quando tusso ou espirro ☐
Perco quando estou dormindo ☐
Perco quando estou fazendo atividades físicas ☐
Perco quando terminei de urinar e estou me vestindo ☐
Perco sem razão óbvia ☐
Perco o tempo todo ☐

"Obrigado por você ter respondido as questões"

Fig. 3-1. Versão em português do ICIQ-SF.

Nome: Data:
ICIQ-OAB (Brazilian Portuguese)
Validado por
Pereira SB, Thiel RRC, Riccem, C, Silva JM Pereira LC, Herrmann V, Palma P. Rev Bras Ginecol. Obstet. 2010; 32(6):273-8

QUESTIONÁRIO SOBRE BEXIGA HIPERATIVA

Muitas pessoas sofrem eventualmente de sintomas urinários. Estamos tentando descobrir quantas pessoas têm sintomas urinários, e quanto isso incomoda. Agradecemos a sua participação ao responder estas perguntas, para sabermos como tem sido o seu incômodo **durante as últimas 04 semanas.**

1. Informe a sua data de nascimento ____/____/____
2. Informe seu sexo: Masculino ( ) Feminino ( )

3a. Quantas vezes você urina durante o dia?	
( ) 1 a 6 vezes	0
( ) 7 a 8 vezes	1
( ) 9 a 10 vezes	2
( ) 11 a 12 vezes	3
( ) 13 vezes ou mais 4	4

3b. O quanto isso incomoda você?
Circule um número de 0 (não incomoda) a 10 (incomoda muito).
0 1 2 3 4 5 6 7 8 9 10
Nada   Muito

4a. Durante a noite, quantas vezes, em média, você tem que se levantar para urinar?	
( ) nenhuma vez	0
( ) 1 vez 1	1
( ) 2 vezes	2
( ) 3 vezes	3
( ) 4 vezes ou mais	4

4b. O quanto isso incomoda você?
Circule um número de 0 (não incomoda) a 10 (incomoda muito).
0 1 2 3 4 5 6 7 8 9 10
Nada   Muito

5a. Você precisa se apressar para chegar ao banheiro para urinar?	
( ) nunca	0
( ) poucas vezes	1
( ) às vezes	2
( ) na maioria das vezes	3
( ) sempre	4

5b. O quanto isso incomoda você?
Circule um número de O (não incomoda) a 10 (incomoda muito).
0 1 2 3 4 5 6 7 8 9 10
Nada   Muito

Fig. 3-2. Versão em português do ICIQ-OAB.

Avaliação Fisioterapêutica nos Períodos Pré e Pós-Prostatectomia Radical

A seguir um exemplo de roteiro de avaliação fisioterapêutica com informações relevantes tanto para serem investigadas no período pré, como pós-prostatectomia radical, pode ser adaptado de acordo com o serviço:

- Anamnese: nome completo, telefone, *e-mail*, sexo biológico, orientação sexual, profissão, estado civil, idade, peso, altura, medicamentos e doenças associadas e nome da parceira, no caso de ser casado.
- Hábitos de vida: alimentação, sedentarismo, tabagismo e alcoolismo.
- Diagnóstico médico, queixa(s) principal(s) e diagnóstico fisioterapêutico.
- Histórico miccional: frequência urinária diurna e noturna, sensação de esvaziamento incompleto, dor para urinar, hesitação, noctúria, polaciúria, incontinência urinária e infecções urinárias.
- Histórico intestinal: frequência evacuatória, constipação, perda de fezes, perda de flatos, dor e hemorroidas.
- Histórico sexual: queixa sexual, frequência sexual, atividade masturbatória, dor na relação sexual, queixa de perda de urina, evita ter relação pelo problema.
- Histórico cirúrgico: realizou outras cirurgias, informações sobre prostatectomia radical (duração, tipo de cirurgia, médico responsável, complicações após o procedimento, tempo de sondagem).
- Questionários de qualidade de vida geral e específicos para IU.
- *Pad test* (teste do absorvente) – geralmente utilizado para pesquisa científica, realizado com a presença de IU.
- Diário miccional: pode ser usado por 24, 48 e 72 h, e deve conter registros, como horário da micção, volume urinado, tipo de perda (esforço/urgência), volume da perda e tipo de líquido ingerido. No momento do desenvolvimento e preenchimento do diário é preciso levar em conta o cognitivo e o grau de alfabetismo da população atendida.
- Avaliação postural global.
- Avaliação dos músculos do assoalho pélvico (MAP), as etapas a serem seguidas: posicionamento adequado do paciente, inspeção e palpação dos MAP, na literatura científica ainda não temos uma avaliação dos músculos do assoalho pélvico masculino padronizada e validada, sugerimos seguir os modelos realizados com mulheres nas Figuras 3-3 e 3-4.

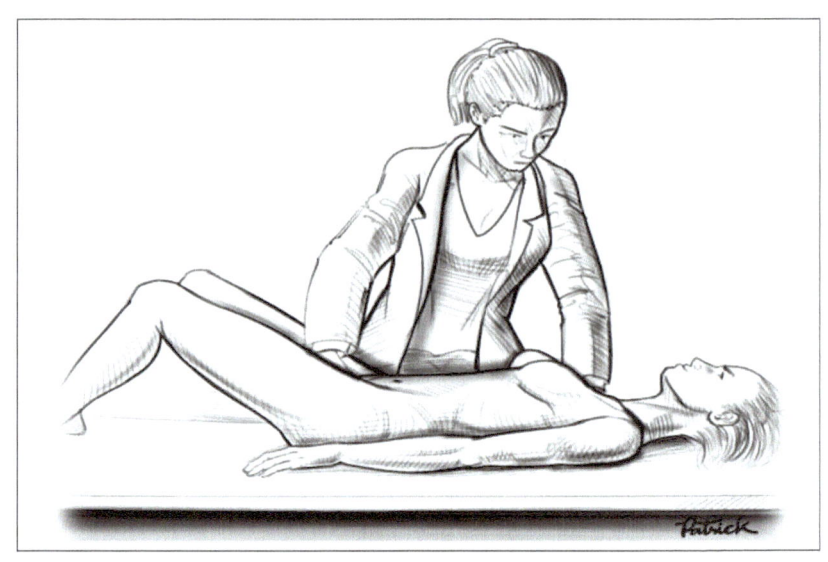

Fig. 3-3. Posição do paciente – exame. (Fonte: Etienne & Waitman, 2006.)

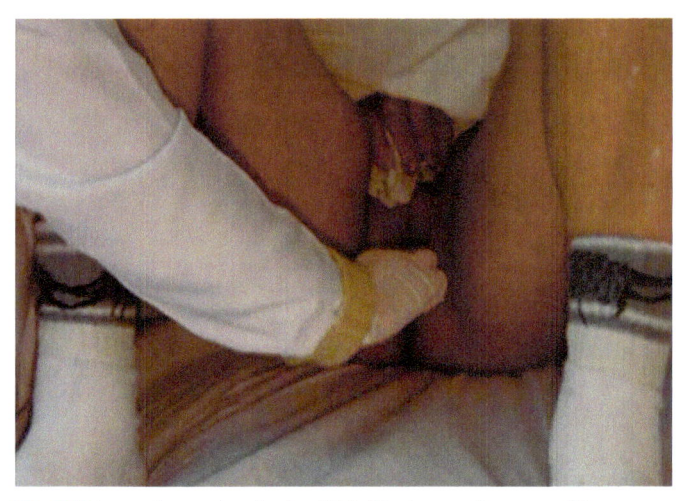

Fig. 3-4. Inspeção e palpação dos MAP. (Fonte: arquivo pessoal.)

Recursos Fisioterapêuticos Pré e Pós-Operatório no Câncer de Próstata

Treinamento dos Músculos do Assoalho Pélvico (TMAP)

TMAP é um recurso fisioterapêutico que apresenta alto grau de recomendação científica para tratar IU, deve ser realizado de forma individualizada e acompanhada por um profissional especialista, após a avaliação fisioterapêutica.

A conscientização dos músculos do assoalho pélvico é extremamente importante para garantir sucesso no desempenho dos exercícios, que visam aprimorar tanto a contração, quanto o relaxamento muscular.

O TMAP pode ser associado à cinesioterapia pélvica, exercícios posturais e funcionais, treino respiratório, *biofeedback* e eletroestimulação, principalmente para os pacientes que apresentam dificuldade no recrutamento dos MAP.

A ativação dos MAP melhora a função e o tônus desse grupo de músculos, proporciona uma contração consciente e efetiva nas situações de esforço, quando ocorre o aumento da pressão intra-abdominal, favorecendo o mecanismo de continência. O aumento da resistência e força muscular são os resultados esperados pela realização da cinesioterapia.

Não existe consenso de como deve-se realizar a prática do TMAP, utilizam-se os princípios e recomendações da fisiologia do exercício e do American College Sport of Medicine, onde se torna importante, após a avaliação dos MAP, definir a função (fásica ou tônica), tempo de duração da contração e tempo de relaxamento, bem como a frequência (número de repetições) que se deseja realizar durante uma prática de treinamento com objetivo de promover o máximo de funcionalidade ao paciente.

Eletroestimulação

A eletroestimulação (EE) é o uso terapêutico de corrente elétrica, com principais objetivos de promover analgesia, fortalecimento dos MAP e inibição do músculo detrusor.

Em homens prostatectomizados incontinentes podemos utilizar a aplicação da EE por via anal, principalmente em indivíduos que apresentam grande inconsciência e incoordenação dos músculos do assoalho pélvico.

Em casos que desejamos realizar a ativação dos MAP os parâmetros recomendados pela literatura para fortalecimento muscular são frequência de 35 a 65 Hz; a largura de pulso entre 300 e 700 μs, intensidade (i), ao nível motor, porém, abaixo da nocicepção, ajustada de acordo com a tolerância dos pacientes.

O indivíduo pode associar junto ao estímulo elétrico a contração dos MAP concomitante. O tempo de contração e relaxamento deve ser progressivo e respeitar a fisiologia das fibras de tipos I e II para evitar fadiga muscular, que ocorre mais precocemente na contração artificial (com eletroestimulação) do que na contração voluntária.

Em casos do eletrodo intracavitário, a literatura preconiza a utilização após 3 semanas da cirurgia ou 10 dias após retirada da sonda, uma vez que a avaliação fisioterapêutica tenha sido realizada de forma minuciosa e descartadas complicações pós-operatórias.

Pode ser utilizado nos casos de incontinência de urgência (bexiga hiperativa) pela eletroestimulação do nervo tibial, aplicação entre 20 a 30 minutos, frequência de 8-20 Hz, e 250 ms de largura de pulso (Figs. 3-5 e 3-6).

Biofeedback

Biofeedback (BF) é uma técnica de retroalimentação de forma visual ou auditiva, auxilia no tratamento do paciente tanto no período pré-operatório, quanto no período pós-operatório.

O objetivo principal é auxiliar no processo de percepção, coordenação, treinamento muscular dos MAP, bem como, nas atividades funcionais, gerando uma reeducação neuromuscular do paciente. A utilização desse recurso será discutida e detalhada mais adiante, no Capítulo sobre Recursos Tecnológicos.

Treino Vesical e Mudanças no Estilo de Vida

Conjunto de orientações e cuidados, que têm por objetivo promover mudanças de hábitos, que influenciam nos sintomas urinários, intestinais e sexuais, com a finalidade de minimizá-los ou eliminá-los.

O intuito é conscientizar o paciente sobre sua condição e maus hábitos, como, por exemplo: organização da ingestão hídrica, alterações na dieta, evitar alimentos irritativos, como frutas ácidas e cafeína, regulação do hábito intestinal, controle de peso corporal, intervalos regulares para urinar, com aumento de minutos progressivo, posicionamento para evacuar, muitas dessas orientações serão com base após o preenchimento do diário miccional.

Outras orientações importantes: redução do estresse e da ansiedade, acesso fácil aos banheiros, não usar roupas restritivas, recipientes para urinar próximo da cama, trocar absorventes e forros para evitar infecções e lesões de pele, urinar sem pressa, tratar comorbidades associadas.

Tratamentos Adjuvantes no Câncer de Próstata

Os tratamentos adjuvantes mais comuns para o câncer de próstata são a radioterapia, terapia hormonal e quimioterapia.

A radioterapia consiste na terapia de radiação, pode ser utilizada em homens com pequenos tumores confinados à próstata, bem como para aliviar os sintomas de tumores avançados.

Geralmente a radioterapia gera menos efeitos colaterais do que a cirurgia, por esta razão, é frequentemente preferida para o tratamento de homens mais velhos. Funciona também como uma opção para os pacientes que apresentam fracas condições operatórias.

CÂNCER DE PRÓSTATA

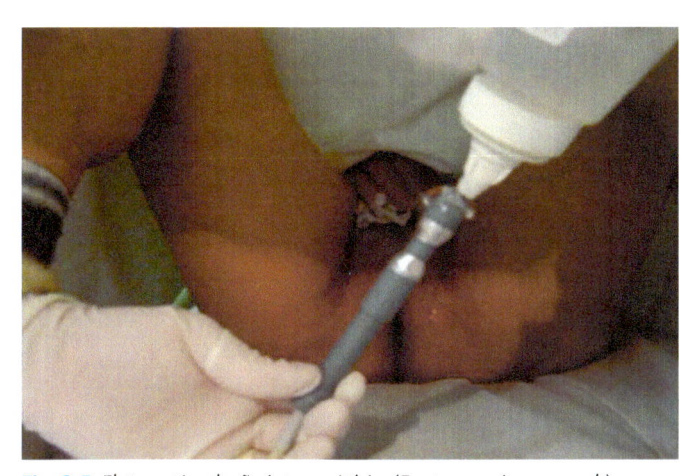

Fig. 3-5. Eletroestimulação intracavitária. (Fonte: arquivo pessoal.)

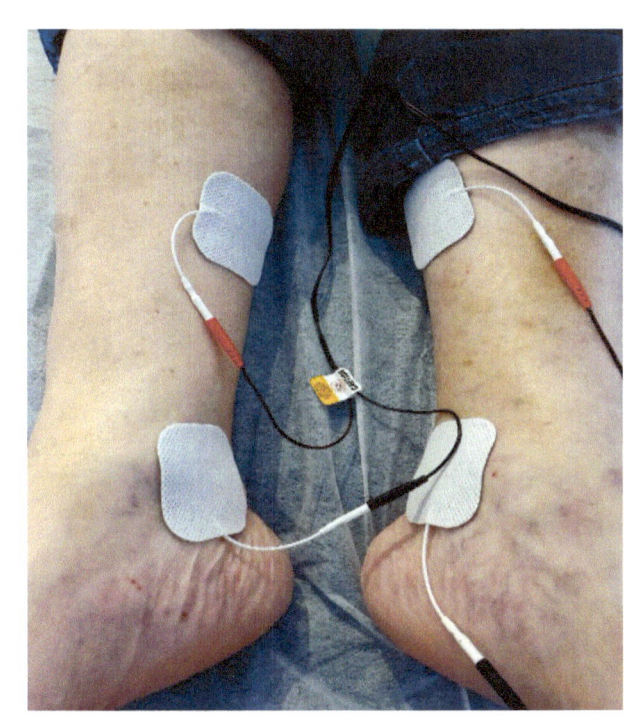

Fig. 3-6. Eletroestimulação tibial. (Fonte: arquivo pessoal.)

Outro tratamento é a hormonioterapia que tem por objetivo baixar os níveis de hormônios masculinos, como a testosterona, já que eles estimulam o crescimento das células cancerosas. A hormonioterapia apenas faz com que o tumor encolha ou reduza seu ritmo de crescimento, a fim de proporcionar alívio ao homem.

A quimioterapia é realizada por uma ou mais drogas injetáveis ou administradas por via oral, que, ao caírem na corrente sanguínea, destroem as células cancerosas. Mas além de destruir as células cancerosas, a quimioterapia acaba matando células sadias, gerando alguns efeitos colaterais: náusea, vômitos, perda de apetite, queda de cabelos e lesões na boca. A quimioterapia age reduzindo o ritmo de crescimento do tumor e pode prolongar a vida do homem.

Radioterapia

A radioterapia é uma das principais opções terapêuticas para pacientes com câncer, podendo ser curativa ou paliativa. Dentre os efeitos colaterais da radioterapia estão: fibrose de partes moles com contraturas, aderências teciduais, fadiga, fraqueza, edema, disúria, incontinências urinária e fecal. O objetivo da fisioterapia em paciente oncológico é o alívio da dor, preservação ou restauração da função.

A radioterapia é realizada pela radiação ionizante, pelo uso de aceleradores lineares, sendo assim chamada teleterapia ou radioterapia externa. A braquiterapia é a utilização dos isótopos radioativos em contato direto com o tumor através de aplicadores. Há poucas contraindicações para a realização da radioterapia, sendo mais relativas do que absolutas. É o caso de pacientes idosos debilitados, portadores de colagenoses, de doenças inflamatórias e do intestino.

As queixas mais comuns são urinárias, como disúria e polaciúria, ocorrendo em um terço dos pacientes.

Dentre os critérios mais utilizados por pesquisadores, estão os Critérios Comuns de Toxicidade. Estes têm o intuito de uniformizar a graduação dos efeitos do tratamento do câncer.

Sintomas e tratamentos fisioterapêuticos mais comuns em pacientes que realizam a radioterapia (Tabela 3-3).

Os efeitos colaterais acabam afetando de forma igualitária pacientes em tratamento quimioterápico e radioterápico, variando com sexo, idade, localização do tumor, tempo de tratamento do paciente. A xerostomia está como um dos efeitos colaterais mais prevalentes, já a náusea está como sintoma mais incômodo.

CÂNCER DE PRÓSTATA

Tabela 3-3. Radioterapia – Efeitos Sistêmicos

Efeitos colaterias	Tratamento fisioterapêutico
Linfedema em membros inferiores	▪ Fisioterapia complexa descongestiva ▪ Drenagem linfática manual ▪ Compressão pneumática ▪ Exercícios miolinfocinéticos ▪ Automassagem linfática ▪ *Linfotaping*
Alterações cicatriciais	▪ *Linfotaping* ▪ Cinesioterapia ▪ Terapia manual
Incontinência urinária – Bexiga hiperativa	▪ Mudanças no estilo de vida ▪ Treinamento vesical ▪ Treinamento dos músculos do assoalho pélvico ▪ Eletroestimulação ▪ *Biofeedback* ▪ Tratamento farmacológico
Fadiga	▪ Cinesioterapia ▪ Exercícios de resistência
Dor musculoesquelética	▪ Cinesioterapia ▪ Eletroestimulação ▪ Massoterapia
Diminuição de ADM	▪ Cinesioterapia ▪ Terapia manual ▪ Massoterapia
Tosse e dispneia	▪ Exercícios respiratórios
Dificuldade para deambular	▪ Cinesioterapia ▪ Exercícios de resistência ▪ Treino de marcha ▪ Treino de equilíbrio
Aumento de secreção	▪ Exercícios respiratórios
Imobilidade no leito	▪ Cinesioterapia ▪ Exercícios de resistência
Indisposição	▪ Cinesioterapia ▪ Orientações gerais

Quimioterapia

As repercussões sistêmicas advindas do tratamento de quimioterapia, e seus respectivos tratamentos, estão descritos a seguir (Tabela 3-4):

Tabela 3-4. Quimioterapia. Repercussões Sistêmicas e Tratamento

Efeitos	Alterações	Tratamento fisioterapêutico
Cardiovasculares	▪ Cardiomiopatia (aguda ou grave) ▪ Isquemia miocárdica	Vigilância*
Respiratórios	▪ Pneumonia ▪ Lesão aguda com presença de tosse, dispneia e febre ▪ Edema pulmonar ▪ Atelectasias, derrame pleural e infecções	Manobras de higiene brônquica Expansão pulmonar Cinesioterapia
Gastrointestinais	▪ Náusea e vômito	Ativação do ponto PC6 Eletroestimulação
Hematopoiéticos	▪ Supressão medular ▪ Plaquetopenia ▪ Eritropenia ▪ Anemia	Cinesioterapia
Hepáticos	▪ Redução do metabolismo	Cinesioterapia
Renais	▪ Complicações renais graves ▪ Redução da taxa de filtração glomerular ▪ Nefropatia	Cinesioterapia
Imunológicos	▪ Depressão medular ▪ Aumento de infecções	Vigilância*
Neurológicos	▪ Cefaleia ▪ Sonolência ▪ Confusão mental ▪ Paralisia motora ▪ Dor em membros inferiores ▪ Dispneia ▪ Necrose por extravasamento por drogas aplicadas	Cinesioterapia Eletroestimulação para analgesia Terapia manual Exercícios respiratórios
Metabólicos	▪ Síndrome da lise tumoral	Vigilância*

* Necessidade de tratamento medicamentoso.

No caso de alterações hematológicas devem-se seguir critérios para eleição de condutas buscando acompanhar sempre o estado do paciente, sua capacidade funcional e hemograma. Seguem algumas recomendações na Tabela 3-5.

Tabela 3-5. Recomendações no Caso de Alterações Hematológicas

Tipo de célula	Contagem de células	Considerações para atuação da Fisioterapia
Leucócitos	> 11/mm³	Atividades funcionais para manter amplitude de movimento, abordagem com base em sintomas e monitorizar a febre
	< 4/mm³	Atividades funcionais para manter amplitude de movimento, abordagem com base em sintomas, monitorizar a febre
	< 1,5/mm³ (Neutropenia)	Abordagem com base em sintomas, precauções neutropênicas
Plaquetas	< 150.000 células/mm³	Abordagem com base em sintomas, monitorizar a tolerância à atividade, fisioterapia resistida, deambulação
	> 50.000 células/mm³	Exercício progressivo conforme tolerado com monitorização dos sintomas, fisioterapia resistida com cautela, deambulação
	> 30.000 células/mm³	Amplitude ativa de movimento, exercícios moderados com cautela
	> 20.000 células/mm³	Exercícios leves, deambulação e atividades de vida diária sem esforço extenuante; avaliar o risco de queda e implementar plano de segurança para prevenção de quedas
	< 20.000 células/mm³	O paciente tem possibilidade de ser transfundido. Deambulação e atividades de vida diária leves com monitorização dos sintomas e precaução para quedas
Hemoglobina (Hb)	Hb < 11 g/dL (anemia) Ht 25-35%	Abordagem com base em sintomas, monitorizando a autopercepção do esforço
Hematócrito (Ht)	Hb < 8 g/dL (anemia severa) Ht < 25%	Monitorização rigorosa dos sinais e sintomas; curtos períodos de Fisioterapia com exercícios isométricos e ativos livres, limitado por sintomas; conscientizar o paciente a conservar energia

(Continua.)

Tabela 3-5. *(Cont.)* Recomendações no Caso de Alterações Hematológicas

Tipo de célula	Contagem de células	Considerações para atuação da Fisioterapia
Sódio (Na)	Na < 130 mmol/L	Não realizar fisioterapia
Potássio (K)	K < 3,0 mmol/L K > 6,0 mmol/L	Não realizar fisioterapia

Fonte: Plens CM, et al. Manual de condutas e práticas fisioterapêuticas nas unidades de terapia intensiva adulta da ABFO. Rio de Janeiro: Editora Thieme Revinter; 2019. p. 142.

LEITURAS SUGERIDAS

Abrams P, Cardozo L, Fall M, Griffiths D, Rosier P, Ulmsten U, et al. The standardization of terminology in lower urinary tract function: report from the standardisation sub-committee of the International Continence Society. Urology. 2003;61(1):37-49.

Aoun F, Peltier A, Velthoven RV. Penile Rehabilitation after pelvic cancer surgery. Scientific World Journal. 2015;876046.

Bacelar Júnior AJ, Menezes CS, Barbosa CA, Freitas GBS, Silva GG, Vaz JPS, et al. Câncer de próstata: Métodos de diagnóstico, prevenção e tratamento. Braz J Surg Clin Res. 2015;10(3):40-46.

Baroni RH, Novis MI, Novis MI, Caiado AHM, Cerri LMO, Leite CC, et al. Ressonância magnética da próstata: uma visão geral para o radiologista. Radiol Bras. 2009;42(3):185-192.

Brasil. Ministério da Saúde. Secretaria de Assistência à Saúde. Instituto Nacional de Câncer. Programa nacional de controle do câncer da próstata: documento de consenso. Rio de Janeiro: INCA; 2002.

Bratu O, Oprea I, Marcu D, Spinu D, Niculae A, Geavlete B, et al. Erectile dysfunction post-radical prostatectomy – a challenge for both patient and physician. J Med Life. 2017;10(1):13-18.

Burgio Kl, Goode PS, Urban DA, Umlauf MG, Locher JL, Bueschen A, et al. Preoperative Biofeedback Assisted Behavioral Training to Decrease Post-Prostatectomy Incontinence: A Randomized, Controlled Trial. J Urol. 2006;175(1):196-201.

Centemero A, Rigatti L, Giraudo D, Lazzeri M, Lughezzani G, Zugna D, et al. Preoperative pelvic floor muscle exercise for early continence after radical prostatectomy: a randomized controlled study. Eur Urol. 2010;57(6):1039-43.

Cuzick J, Thorat MA, Andriole G, Brawley OW, Brown PH, Culig Z, et al. Prevention and early detection of prostate cancer. Lancet Oncol. 2014;15(11):e484-92.

Emanu JC, Avildsen IK, Nelson CJ. Erectile dysfunction after radical prostatectomy: prevalence, medical treatments, and psychosocial interventions. Curr Opin Support Palliat Care. 2016;10(1):102-7.

Etienne MA, Waitman MC. Disfunções sexuais femininas: a fisioterapia como recurso terapêutico. São Paulo: LPM; 2006. p. 304.

European Association of Urology (EAU). Pocket Guidelines – Edição 2018. Sociedade Brasileira de Urologia. Disponível em: https://portaldaurologia.org.br/medicos/pdf/guidelines_EAU/Guideline_EAU_2018_port-web.pdf

Geraerts I, Van PH, Devoogdt N, Joniau S, Van Cleynenbreugel B, De Groef A, et al, Influence of preoperative and postoperative pelvic floor muscle training (PFMT) compared with postoperative PFMT on urinary incontinence after radical prostatectomy: a randomized controlled trial. Eur Urol. 2013;64(5):766-72.

Glazener C, Boachie C, Buckley B, Cochran C, Dorey G, Grant A, et al. Conservative treatment for urinary incontinence in Men After Prostate Surgery (MAPS): two parallel randomised controlled trials. Health Technol Assess. 2011 Jun;15(24):1-290, iii-iv.

Gomes R, Rabello EFS, Araujo FC, Nascimento EF. Prostate câncer prevention: a review of the literature. Ciênc Saúde Coletiva. 2008;13(1):235-246.

Haylen BT, de Ridder D, Freeman RM, Swit SE, Berghmans B, Lee J, et al. An International Urogynecology Association (IUGA) / International Continence Society (ICS) Join report on the terminology for female pelvic floor dysfunction. Neurourol Urodyn. 2010;29:4-20.

Higa R, Lopes MHBM, Ancona CAL. Male incontinence: a critical review of the literature. Enfermagem. 2013;22(1):231-8.

Instituto Nacional do Cancer. Biblioteca virtual em saúde e prevenção e controle de câncer. INCA, 2017.

Izidoro LCR, Vieira TC, Oliveira LMAC, Napoleão AA. Qualidade de vida em homens submetidos à prostatectomia: Revisão integrativa. Psicologia, Saúde & Doenças. 2017;18(1):186-202.

Junior AN, Reis RB, Campos RSM. Manual de Urologia. São Paulo: Sociedade Brasileira de Urologia; 2010.

Kegel AH. Progressive resistance exercise in the functional restoration of the perineal muscles. Am J Obstet Gynecol. 1948;56(2):238-48.

Kubagawa LM, Pellegrini JRF, Lima VP, Moreno AL. A eficácia do tratamento fisioterapêutico da incontinência urinária masculina após prostatectomia. Rev Bras Cancerol. 2006;52(2):179-183.

Laurienzo CE, Sacomani CA, Rodrigues TR, Zequi Sde C, Guimarães GC, Lopes A. Results of preoperative electrical stimulation of pelvic floor muscles in the continence status following radical retropubic prostatectomy. Int Braz J Urol. 2013;39(2):182-8.

Monteiro E, Aquino LM, Gimenez M, Fukujima M, Prado GF. Eletroestimulação transcutânea do tibial posterior para bexiga hiperativa neurogênica. Rev Neurocienc. 2010;18(2):238-243.

Pacik D, Fedorko M. Literature review of factors affecting continence after radical prostatectomy. Saudi Med J. 2017;38(1):9-17.

Paiva EP, Motta MCS, Griep RH. Barreiras em relação aos exames de rastreamento do câncer de próstata. Rev Latino-Am Enferm. 2011;19(1):73-80.

Palma P. Urofisioterapia: Aplicações Clínicas das Técnicas Fisioterapêuticas nas Disfunções Miccionais e do Assoalho Pélvico. Campinas: Personal Link Comunicações Ltda; 2009.

Palma PCR. Incontinência Urinária. In: Wroclawski ER (ed.). Guia prático de urologia. São Paulo: Segmento; 2003. p. 279-84.

Patel MI, Yao J, Hirschhorn AD, Mungovan SF. Preoperative pelvic floor physiotherapy improves continence after radical retropubic prostatectomy. Int J Urol. 2013;20(10):986-92.

Pereira SB, Thiel RRC, Riccetto C, Pereira LC, Herrmann V, Palma P. Validação do International Consultation on Incontinence Questionnaire Overactive Bladder (ICIQ-OAB) para a língua portuguesa. Rev Bras Ginecol Obstet. 2010;32(6):273-278.

Petros PP. The female pelvic floor: Function, dysfunction and management according to the integral theory. 2nd ed. Springer; 2007, 260 p.

Pinheiro BF, Franco GR, Feitosa SM, Yuaso DR, Castro RA, Girão MJBC. Fisioterapia para consciência perineal: uma comparação entre as cinesioterapias com toque digital e com auxílio do biofeedback. Fisioter Mov. 2012;25(3):639-648.

Pischedda A, Fusco F, Curreli A, Grimaldi G, Pirozzi Farina F. Pelvic floor and sexual male dysfunction. Arch Ital Urol Androl. 2013;85(1):1-7.

Plens CM, Leão ACM, Silva JM, Fonseca NS. Manual de condutas e práticas fisioterapêuticas nas unidades de terapia intensiva adulto da ABFO. Rio de Janeiro: Editora Thieme Revinter; 2019. p. 142.

Rajkowska-Labon E, Bakuła S, Kucharzewski M, Sliwiński Z. Efficacy of physiotherapy for urinary incontinence following prostate cancer surgery. Biomed Res Int. 2014;2014:785263.

Rodrigues MHR. Fisioterapia no tratamento da incontinência urinária de esforço pós-prostatectomia radical: uma revisão de literatura. Rev Urol Contemp. 2010;19(4):20-30.

Saad E. Critérios Comuns de Toxicidade do Instituto Nacional de Câncer dos Estados Unidos. Revista Brasileira de Cancerologia (São Paulo). 2002;48(1):63-96.

Santa Mina D, Matthew AG, Hilton WJ, Au D, Awasthi R, Alibhai SM, et al. Prehabilitation for men undergoing radical prostatectomy: a multi-centre, pilot randomized controlled trial. BMC Surg. 2014;14:89.

Serdà BC, Marcos-Gragera R. Urinary incontinence and prostate cancer: a progressive rehabilitation program design. Rehabil Nurs. 2014;39(6):271-80.

Siegel AL. Pelvic floor muscle training in males: pratical applications. Urology. 2014;84(1):1-7.

Silva AB, Souza N, Azevedo LF, Martins C. Physical activity and exercise for erectile dysfunction: systematic and review and meta-analysis. Br J Sports Med. 2016;0;1-7.

Souza C, Bastos C, Amorim C, Macena R. A prevalência de Incontinência Urinária em pacientes Prostatectomizados. Ensaios e Ciência: Ciências Biológicas, Agrárias e da Saúde(Ceará). 2012;16(6):129-139.

Souza CA, Cardoso FL, Silveira RA, Wittkopf PG. Importância do exercício físico no tratamento da disfunção erétil. Rev Bras Cardiol. 2011;24(3):180-185.

Stanford RE, Ashton-Miller JA, Constantinou C, Coughlin G, Lutton NJ, Hodges PW. Pattern of activation of pelvic floor muscles in men differs with verbal instruction. Neuroulol Urodyn. 2016;35(4):457-63.

Tamanini JT, D'ancona CA, Botega N, Palma PC, Netto NR. Validation of the "International Consultation on Incontinence Questionnaire – Short Form" (ICIQ-SF) for portuguese. Rev Saúde Pública. 2004;38:438-44.

Tibaek S, Klarskov P, Hansen BL, Thomsen H, Andresen H. Pelvic floor muscle training before transurethral resection of the prostate: A randomized, controlled, blinded study. Scand J Urol Nephrol, 41(4):329-34, 2007.

Tienforti D, Sacco E, Marangi F, D'Addessi A, Racioppi M, Gulino G, et al. Efficacy of an assisted low-intensity programme of perioperative pelvic floor muscle training in improving the recovery of continence after radical prostatectomy: a randomized controlled trial. BJU Int. 2012;110(7):1004-10.

Wang W, Huang QM, Liu FP, Mao QQ. Effectiveness of preoperative pelvic floor muscle training for urinary incontinence after radical prostatectomy: a meta-analysis. BMC Urol. 2014;14:99.

Zaidan P, Silva EB. Electrostimulation, response of the pelvic floor muscles, and urinary incontinence in elderly patients post prostatectomy. Fisioter Mov. 2014;27(1):93-100.

FISIOTERAPIA NO PRÉ E PÓS-OPERATÓRIO DE CIRURGIAS URO-ONCOLÓGICAS

CAPÍTULO 4

Ana Cláudia Machado Pereira e Silva

A intervenção fisioterapêutica no pré e pós-operatório imediato das cirurgias urológicas visa tratar as alterações cinético-funcionais, presença de sintomas álgicos, edema linfático e alterações na dinâmica respiratória prévias ou decorrentes do ato cirúrgico. No decorrer do tratamento, objetiva-se a recuperação funcional dentro das possibilidades máximas do indivíduo e, consequentemente, melhor qualidade de vida para a paciente.

A abordagem terapêutica deve considerar o estadiamento da doença, os impactos do tratamento oncológico, a expectativa de sobrevida para os indivíduos, tornando-se fundamental o aprimoramento das técnicas de reabilitação para proporcionar uma adequada recuperação física e mental.

Uma anamnese minuciosa seguida de exame físico e complementada por verificação criteriosa dos exames complementares, como hemogramas, bioquímicos e imagens, direcionará o fisioterapeuta no sentido de criar um plano terapêutico individualizado e eficaz.

O sucesso da intervenção da fisioterapia pode ser medida pelo grau de independência alcançado pelo paciente, melhora do quadro álgico e redução da necessidade de medicamentos analgésicos, diminuição dos riscos de infecção e aumento da mobilidade. Durante o período de internação o enfoque é global, prevenindo, minimizando e tratando complicações respiratórias, motoras e circulatórias. A dor é uma das principais e mais frequentes queixas do paciente, devendo ser valorizada, controlada e tratada em todas as etapas da doença.

FISIOTERAPIA NAS DISFUNÇÕES PULMONARES

Os procedimentos cirúrgicos, que envolvem as regiões abdominais alta (acima da cicatriz umbilical) e baixa (abaixo da cicatriz umbilical), promovem alterações na biomecânica respiratória de maior impacto quando comparadas à região pélvica, e tais disfunções atingem seu pico no primeiro dia de pós-operatório, momento em que o sistema respiratório se torna mais vulnerável a complicações pulmonares e ventilatórias.

A abordagem cirúrgica abdominal traz repercussões na mecânica respiratória, no padrão respiratório, nos volumes e capacidades pulmonares, nas trocas gasosas, nos mecanismos de defesa pulmonar, na complacência torácica e pulmonar. Estima-se que neste contexto haja uma redução da capacidade vital em 50-60% e da capacidade funcional residual em 30%, secundária à disfunção do diafragma, dor pós-operatória e colapso alveolar.

No pós-operatório imediato, o efeito residual de anestésicos e a dor em ferida operatória podem promover hipoventilação, e a respiração profunda pode ser prejudicada. Este padrão respiratório monótono e superficial pode ser responsável pela diminuição dos volumes pulmonares. Além disso, a depuração mucociliar também fica comprometida, aumentando o acúmulo de secreções.

As complicações pulmonares pós-operatórias (CPPO) são um conjunto de anormalidades, doenças ou disfunções clinicamente significativas, relacionadas com o sistema respiratório, e que alteram negativamente o curso clínico do paciente após um procedimento cirúrgico. A proximidade da região cirúrgica com a musculatura diafragmática pode acarretar disfunção diafragmática e de parede torácica, causando comprometimento, especialmente, nas porções inferiores dos pulmões.

As CPPO mais frequentes são: pneumonias, atelectasias, insuficiência respiratória, broncospasmo e exacerbação de doença pulmonar obstrutiva crônica. Na insuficiência respiratória pode haver necessidade de ventilação mecânica por mais de 48 horas, aumentando o índice de morbidade. Estas complicações pulmonares acabam elevando os custos de internação, e quanto mais avançada a idade, maiores são as complicações pulmonares.

A Fisioterapia profilática, incluindo reforços educativos, condutas motoras e pulmonares, tem papel importante na redução da necessidade de procedimentos intensivistas de fisioterapia respiratória, tendo efeito ainda melhor quando aplicada por até seis semanas do pós-operatório.

Atelectasia

A atelectasia é considerada como um colapso de porção variável do parênquima pulmonar que resulta em alvéolos perfundidos, mas não ventilados (*shunt* intrapulmonar) e é uma das complicações mais comuns no pós-operatório de cirurgias abdominais. Isto porque a anestesia altera a dinâmica ventilatória, a absorção de gases e a pressão alveolar, o que combinados podem levar a algum grau de colapso nos alvéolos.

Manifesta-se com sintomas variados a depender da região acometida e o tamanho do seu comprometimento, podendo apresentar febre, insuficiência respiratória, dispneia, diminuição da saturação de oxigênio (O_2), taquicardia, taquipneia e cianose.

O diagnóstico é feito pela visualização em imagem radiográfica de opacificação pulmonar com desvio do mediastino, hilo ou hemidiafragma em direção à área afetada e insuflação compensatória excessiva no pulmão não atelectasiado adjacente.

A prevenção é realizada a partir da mobilização precoce de membros superiores e inferiores no pós-operatório, hidratação adequada, fluidificação das secreções, manobras de expansão pulmonar, estimulação da tosse e deambulação.

A reexpansão pulmonar inclui exercícios de respiração profunda para pacientes de baixo risco e espirometria de incentivo para pacientes de alto risco e tem demonstrado ser eficaz na prevenção de agravos pulmonares que necessitam de terapia intensiva.

A pressão positiva nas vias aéreas, seja ela contínua em dois níveis pressóricos seja intermitente, mostrou-se benéfica para a prevenção e o tratamento de complicações pulmonares em pacientes submetidos à cirurgia abdominal. Cada uma das técnicas atua de forma específica na recuperação da função pulmonar e na mecânica respiratória.

A estimulação elétrica transcutânea (TENS) e outras condutas para controle doloroso não medicamentoso também podem auxiliar na prevenção de complicações pulmonares, além de diminuir o uso de analgésicos, aumentar mobilidade no leito e possibilitar a deambulação precoce.

Pneumonia

A pneumonia pós-cirúrgica tem como causa comum a broncoaspiração, sendo a terceira infecção mais comum no pós-operatório. Tal repercussão causa irritação das vias aéreas superiores e pulmões, podendo ocasionar infecção pulmonar. A pneumonia pode progredir em poucas horas com intensa inflamação pulmonar, como a atelectasia, infiltrado, edema ou mesmo hemorragias do parênquima pulmonar e a disfunção respiratória.

De acordo com o Centro de Controle de Doenças (CDC) dos Estados Unidos da América, para definição do quadro de pneumonia é necessário apresentar:

A) Pelo menos uma das seguintes alterações à imagem radiográfica:
(1) Infiltrados novos ou progressivo e persistente.
(2) Consolidação.
(3) Cavitação.
B) Pelo menos um dos seguintes sinais ou sintomas:
(1) Febre acima de 38°C sem outra causa reconhecida.
(2) Leucopenia ou leucocitose.
(3) Para adultos acima dos 70 anos, estado mental alterado sem outra causa reconhecida.

C) Pelo menos dois dos seguintes quadros:
   (1) Aparecimento de expectoração purulenta ou alteração da característica da secreção expectorada ou aumento da secreção respiratória ou aumento da necessidade de aspiração.
   (2) Novo aparecimento ou agravo da tosse, dispneia ou taquipneia.
   (3) Presença de ruídos brônquicos a ausculta.
   (4) Agravamento das trocas gasosas (hipoxemia, aumento da necessidade de oxigênio ou da demanda do ventilador).

O tratamento consiste em terapia de suporte com hidratação adequada, suplementação de oxigênio, ventilação mecânica invasiva ou não invasiva, conforme necessidade, utilização de antibióticos e manobras de expansão pulmonar.

A atuação do fisioterapeuta objetiva supervisionar a depuração do escarro, o desenvolvimento da força muscular inspiratória e exercícios de respiração profunda. A aplicação profilática dessas técnicas pode melhorar a resistência respiratória e expulsar secreções pulmonares, reduzindo assim o risco de outras complicações pulmonares.

Tromboembolismo Pulmonar

O tromboembolismo pulmonar é uma condição grave que consiste na oclusão do sistema arterial pulmonar por coágulo ou trombo e é a complicação aguda mais temível da trombose venosa profunda, sendo a causa de morte evitável mais comum no paciente hospitalizado.

O quadro clínico é variável, sem manifestação clínica importante em mais de 50% dos indivíduos. Alguns pacientes podem apresentar hipotensão discreta, dispneia leve ou apenas mal-estar inespecífico. Os sintomas clínicos vão depender do número de segmentos do pulmão comprometido, tamanho do trombo e condição cardiorrespiratória prévia do paciente.

A profilaxia do tromboembolismo pulmonar consiste na profilaxia da trombose venosa profunda, através de medidas quimio e mecanoprofiláticas específicas. A avaliação de risco para desenvolvimento de tromboembolismo leva em consideração a idade do paciente (> 40 anos), porte cirúrgico, risco inerente do procedimento e fatores de risco adicionais (tabagismo, tratamento hormonal, doenças vasculares prévias).

Durante a cirurgia oncológica curativa com abordagem de sítio abdominal, à quimioprofilaxia recomenda-se o uso de heparina de baixo peso molecular por 4 semanas, tanto por efeitos adicionais relacionados com o câncer, quanto pela facilidade posológica e de administração fora do ambiente hospitalar.

A Fisioterapia participa da prevenção da trombose venosa através de realização de exercícios metabólicos de bomba plantar, mobilização no leito e deambulação precoce. Além disso, a mecanoprofilaxia pode contar com o uso de meias elásticas de compressão gradual e o uso de compressor pneumático intermitente em membros inferiores. Recomenda-se que as condutas motoras devam ser mantidas por 7 a 10 dias, mesmo que o paciente tenha alta ou volte a deambular.

Insuficiência Respiratória no Pós-Operatório

A insuficiência respiratória aguda (IRpA) representa a incapacidade de manutenção do estado eficiente de troca gasosa entre o organismo e a atmosfera. Quando essa disfunção ocorre como complicação no pós-operatório abdominal, se manifesta com alterações gasométricas de $PaO_2 < 60$ mmHg ao ar ambiente, relação PaO_2: $FIO_2 < 300$ mmHg ou saturação arterial de oxiemoglobina medida com oximetria de pulso < 90% e necessidade de oxigenoterapia.

A sintomatologia mais comum é a dispneia, alteração do estado mental, esforço respiratório, respiração paradoxal, bradipneia, cianose de mucosas e leitos ungueais e sinais de liberação de catecolaminas (sudorese, taquicardia e hipertensão).

O tratamento para estas insuficiências baseia-se na suplementação de O_2, através de interfaces variadas, como: cânula nasal, máscara de Venturi, máscara com reservatório ou unidade de ressuscitação bolsa-máscara-válvula (AMBU). Cada uma destas modalidades difere entre si pela quantidade de oxigênio ofertado e/ou fluxo de ar oferecido, com base na avaliação das alterações clínicas apresentadas pelo paciente.

A ventilação não invasiva com pressão positiva (VNPP) possibilita a assistência ventilatória, com FiO_2 e pressão positiva controladas de vias aéreas, sem as complicações associadas à intubação traqueal e à ventilação mecânica. A indicação de intubação traqueal e ventilação mecânica ocorrerá, se houver: (1) persistência de hipoxemia após a administração de oxigênio; (2) PCO_2 acima de 55 mmHg, com pH inferior a 7,25; (3) capacidade vital inferior a 15 mL/kg, com doença neuromuscular.

LEITURAS SUGERIDAS

Boden I, Skinner EH, Browning L, Reeve J, Anderson L, Hill C, et al. Preoperative physiotherapy for the prevention of respiratory complications after upper abdominal surgery: pragmatic, double blinded, multicentre randomised controlled trial. BMJ. 2018;360:j5916.

Dias CM, Plácido TR, Ferreira MFB, Guimarães FS, Menezes SLS. Inspirometria de incentivo e breath stacking: repercussões sobre a capacidade inspiratória em indivíduos submetidos à cirurgia abdominal. Rev Bras Fisioter. 2008;12(2):94-9.

do Nascimento Junior P, Módolo NSP, Andrade S, Guimarães MMF, Braz LG, El Dib R. Incentive spirometry for prevention of postoperative pulmonary complications in upper abdominal surgery. Cochrane Database of Systematic Reviews. 2014;(2):CD006058.

Fernandes SCS, Santos RS, Giovanetti EA, Taniguchi C, Silva CSM, Eid RAC, et al. Impacto da fisioterapia respiratória na capacidade vital e na funcionalidade de pacientes submetidos à cirurgia abdominal. Einstein (São Paulo). 2016;14(2):202-7.

Forgiarini Jr LA, Carvalho AT, Ferreira TS, Monteiro MB, Dal Bosco A, Gonçalves MP, et al. Atendimento fisioterapêutico no pós-operatório imediato de pacientes submetidos à cirurgia abdominal. J Bras Pneumol. 2009;35(5):455-459.

Hall JC, Tarala RA, Tapper J, Hall JL. Prevention of respiratory complications after abdominal surgery: a randomised clinical trial. BMJ. 1996;312(7024):148-53.

Jammer I, Wickboldt N, Sander M, Smith A, Schultz MJ, Pelosi P, et al. Standards for definitions and use of outcome measures for clinical effectiveness research in perioperative medicine. Eur J Anaesthesiol. 2015:32(2):88-105.

Joia Neto L, Thomson JC, Cardoso JR. Complicações respiratórias no pós-operatório de cirurgias eletivas e de urgência e emergência em um Hospital Universitário. J Bras Pneumol. 2005;31(1):41-7.

Odor PM, Bampoe S, Gilhooly D, Creagh-Brown B, Moonesinghe SR. Perioperative interventions for prevention of postoperative pulmonary complications: systematic review and meta-analysis. BMJ. 2020;368:m540.

Roderick P, Ferris G, Wilson K, et al. Towards evidence-based guidelines for the prevention of venous thromboembolism: systematic reviews of mechanical methods, oral anticoagulation, dextran and regional anaesthesia as thromboprophylaxis. 2005;9(49):iii-iv, ix-x, 1-78.

Soares SD, Pereira AEMM, Machado LAO, Moreira LGA, Ferreira RAM, Abreu SS, et al. Insuficiência respiratória aguda e uso de ventilação mecânica. Rev Med Minas Gerais. 2008;18(3 Supl 4):S76-S79.

Tonella RM, Araújo S, Silva AMO. Estimulação Elétrica Nervosa Transcutânea no Alívio da Dor Pós-Operatória Relacionada com Procedimentos Fisioterapêuticos em Pacientes Submetidos a Intervenções Cirúrgicas Abdominais. Rev Bras Anestesiol. 2006;56(6):630-642.

Tooher R, Middleton P, Pham C, Fitridge R, Rowe S, Babidge W, et al. A systematic review of strategies to improve prophylaxis for venous thromboembolism in hospitals. Ann Surg. 2005 Mar;241(3):397-415.

ATUAÇÃO DA FISIOTERAPIA NAS DISFUNÇÕES MICCIONAIS

CAPÍTULO 5

Adriane Bertotto
Mônica Fernanda Johann

A cirurgia urológica traz repercussões importantes no processo da micção. Esta situação clínica inicia não somente pelo procedimento cirúrgico, mas também pela utilização de sonda vesical no pós-operatório, que propicia mudanças funcionais temporárias e, em alguns casos, permanentes, acarretando desde processos de retenção à enurese.

A Fisioterapia através de recursos menos invasivos e de baixo custo, como o trabalho de reeducação da musculatura do assoalho pélvico, pode intervir nos fatores que desencadeiam a IU ou enurese.

AVALIAÇÃO FISIOTERAPÊUTICA

Uma avaliação fisioterapêutica detalhada torna-se importante antes de qualquer proposição de tratamento. Esta avaliação deve conter os dados sociodemográficos do paciente, uma anamnese aprofundada, uma inspeção detalhada seguida da palpação por testes específicos. Devemos dar ênfase à avaliação das estruturas abdominopélvicas, respiração predominante, avaliação das cicatrizes, presença de edema ou linfedema de membros inferiores (em caso de retirada de gânglios inguinais), testes de reflexo bulbo esponjoso e cutâneo anal, teste de sensibilidade, escala de dor (EVA), testes de mobilidade pélvica e, ao final, realização do toque vaginal e/ou anorretal para averiguar as condições das estruturas internas dos canais vaginal e anal e verificar a função neuromuscular dos músculos do assoalho pélvico (MAP). Para mensurar a força muscular, pode-se utilizar a escala de Oxford, que gradua de 0-5 (onde 0 representa nenhum vestígio de contração, e 5 o grau máximo de contração e sustentação contra a gravidade). Segundo a Sociedade Internacional de Continência, além dos toques vaginal e anorretal, temos a avaliação realizada pelo *pad test* (teste do absorvente) em caso de o paciente apresentar perda de urina ao esforço e a eletromiografia de superfície (EMGs).

TREINAMENTO DOS MÚSCULOS DO ASSOALHO PÉLVICO E CINESIOTERAPIA GLOBAL

O treinamento dos músculos do assoalho pélvico (TMAP) é uma forma de tratamento para pacientes com incontinência urinária, tendo um alto grau de recomendação e nível de evidência pela Sociedade Internacional de Continência. Além de a cinesioterapia ser um tratamento efetivo na melhora ou cura de vários pacientes e com efeito duradouro de mais de 5 anos, a motivação do paciente é uma parte importante e fundamental para o sucesso do tratamento.

Os exercícios para o tratamento da Incontinência Urinária, conhecidos como exercícios de Kegel, hoje denominados como treinamento dos músculos do assoalho pélvico (TMAP), amenizam ou estancam as perdas urinárias. Aumento da resistência e força muscular são os resultados esperados pela realização da cinesioterapia. Estes exercícios devem sempre ser acompanhados por um fisioterapeuta, que ensinará a forma correta da contração muscular.

Embora não exista consenso de como se deve realizar a prática do TMAP, utilizam-se os princípios e recomendações da fisiologia do exercício e do American College Sport of Medicine, onde se torna importante, após a avaliação dos músculos do assoalho pélvico (MAPs), definir a função (fásica ou tônica), tempo de duração da contração e tempo de relaxamento, bem como a frequência (número de repetições) que se deseja realizar durante uma prática de treinamento. Importante sempre definir alguns fatores que podem influenciar o programa de exercícios, como: consciência e percepção dos movimentos, a composição corporal, o estado de saúde e a *performance* individual. Vários estudos verificam que o TMAP melhora a força e função dos mesmos, recomendando que se trabalhem as eficiências neuromusculares fásicas (explosão e função) e tônicas (resistência). Segundo Botelho *et al.* (2009), é importante inicialmente normalizar as tensões musculoaponeuróticas, realizar exercícios que trabalhem ativações fásicas e tônicas e promover um rearranjo dos equilíbrios abdominopélvico, respiratório e postural.

Um bom treinamento para os MAP pode ser alcançado por um relaxamento muscular adequado, da correta eficiência neuromuscular nas contrações fásicas e tônicas e no treinamento da pré-contração (ensina-se ao paciente contrair o assoalho pélvico previamente ao esforço intra-abdominal, o que irá com o tempo automatizando durante esses movimentos, evitando o escape de urina) e *the knack* (estrangulamento do colo uretral) durante a simulação de esforço intra-abdominal. Também, devem-se trabalhar e simular várias posturas, bem como treinos funcionais e desportivos com os pacientes que já estão no processo de evolução do seu tratamento.

Sendo assim, dentro dos processos de tratamento, a cinesioterapia proporciona uma importante redução da perda urinária e melhora da qualidade de vida quando aplicada em pacientes incontinentes.

Além da utilização da cinesioterapia, recursos, como a eletroestimulação e neuromodulação e *biofeedback*, são amplamente utilizados. Na seção seguinte iremos abordar tais recursos e suas considerações.

LEITURAS SUGERIDAS

Bø K, Hilde G. Does it work in the long term? – A systematic review on pelvic floor muscle training for female stress urinary incontinence. Neurourol Urodyn. 2013;32(3):215-23.

Bø K, Talseth T, Holme I. Single blind, randomised controlled trial of pelvic floor exercises, electrical stimulation, vaginal cones, and no treatment in management of genuine stress incontinence in women. BMJ. 1999;318(7182):487-93.

Dumoulin C, Hay-Smith J. Pelvic floor muscle training versus no treatment, or inactive control treatments, for urinary incontinence in women. Cochrane Database Syst Rev 2010;CD005654.

Palma P. Urofisioterapia: Aplicações Clínicas das Técnicas Fisioterapêuticas nas Disfunções Miccionais e do Assoalho Pélvico. Campinas: Personal Link Comunicações Ltda; 2009.

TECNOLOGIA EM FISIOTERAPIA UROLÓGICA

CAPÍTULO 6

Adriane Bertotto
Ericka Kirsthine Valentin

ELETROESTIMULAÇÃO E NEUROMODULAÇÃO

A eletroestimulação tem mostrado resultados promissores. Sendo eficaz de reeducar o assoalho pélvico, mas sempre associada a outros métodos de tratamento.

O TENS é um aparelho de eletroestimulação muito usado em pacientes em pós-operatórios de câncer de próstata e de bexiga que apresentam urgência, frequência ou urge-incontinência. O aparelho pode ser utilizado por 30 minutos na região sacral com parâmetros de 10 Hz de frequência e 250 ms de largura de pulso. Outra região em que o TENS pode ser utilizado é na região do nervo tibial, acima do maléolo medial e abaixo do mesmo, próximo ao arco plantar, com os mesmos parâmetros; frequência baixa e largura de pulso alta. O indicado é que a eletroestimulação e a cinesioterapia sejam realizadas pelo menos 3 vezes por semana, durante 12 semanas de tratamento para a obtenção de resultados significativos. Os protocolos já foram descritos no Capítulo 3.

BIOFEEDBACK

O *biofeedback* (BF), através de estímulos táteis, visuais, auditivos ou elétricos, é um instrumento utilizado para conscientizar o paciente de seu corpo e suas funções. Este aparelho mede, avalia e auxilia no tratamento das disfunções neuromusculares. Ele monitora o repouso, a força, a sustentação e outros padrões de atividade, sendo efetivo na orientação do paciente para a melhora das contrações voluntárias da musculatura pélvica.

Na aplicação clínica do BF, permite-se ao paciente produzir o controle voluntário da musculatura, gerando uma neuroplasticidade ou readaptação do sistema neural (Fig. 6-1).

O BF pode ser pressórico ou eletromiográfico, sendo que o segundo nos fornece a condição fisiológica das fibras musculares do paciente. Através da

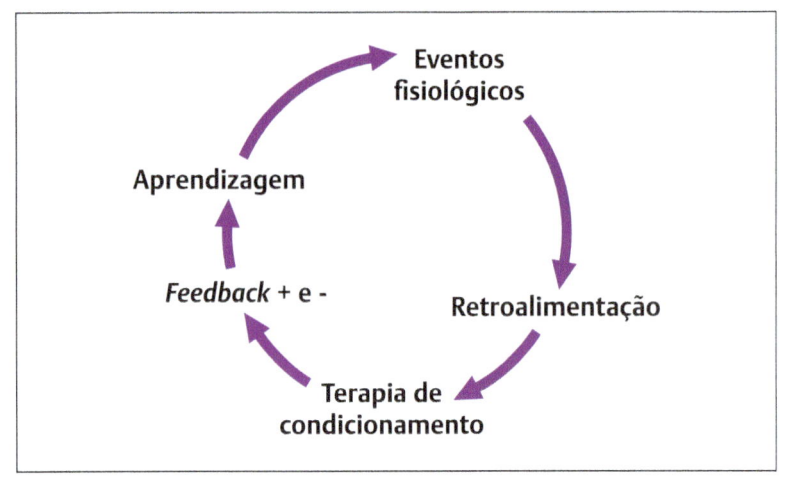

Fig. 6-1. Processo de *biofeedback*.

utilização dessa técnica, têm-se como objetivos: capacitar o paciente a identificar e desenvolver o controle voluntário dos músculos do assoalho pélvico; avaliar e normalizar o tônus de repouso, proporcionar o treinamento correto da musculatura, aumentar a eficiência da contração e da resistência, aumentar a percepção sensorial, reconhecer e evitar a contração de musculaturas acessórias e dar retroalimentação ao terapeuta da condição e eficácia do treinamento proposto. Torna-se importante a utilização do *biofeedback* para a que o paciente aprenda contrair, modular ou coordenar a contração dos MAP, mantendo a motivação durante o TMAP.

Rotinas de Avaliação Através do *Biofeedback*

O *biofeedback* pode ser utilizado para realizar avaliação e tratamento. Algumas rotinas de avaliação para assoalho pélvico são adotadas com base na fisiologia do exercício e das musculaturas do assoalho pélvico.

Costuma-se avaliar inicialmente o repouso, que pode variar de 30 a 60 segundos, depois, a contração voluntária máxima (CVM), que pode ser em picos ou sustentada em 3-5 segundos. O ideal é que se realize de 3 a 5 repetições, fazendo uma média dessa CVM. Essa CVM será a contração base para realização do treinamento. Torna-se importante dar os tempos de repousos entre as contrações e as avaliações, podendo ser o mesmo tempo ou o dobro da contração. Costuma-se avaliar, também, o tempo de ativação da contração e de desativação (retorno ao repouso). Um repouso inicial muito alto pode sugerir uma hiperatividade muscular, e um repouso muito próximo de zero pode indicar uma hipoatividade muscular. Repousos altos entre as contrações

AVALIAÇÃO *BIOFEEDBACK* ELETROMIOGRÁFICO

✓ Repouso inicial e final durante 60 segundos;

✓ Contração voluntária máxima em 3 picos numa tela de 10 segundos;

✓ Sustentação da contração por 10 segundos;

✓ Avaliar a presença de contração automática durante um esforço intra-abdominal-tosse

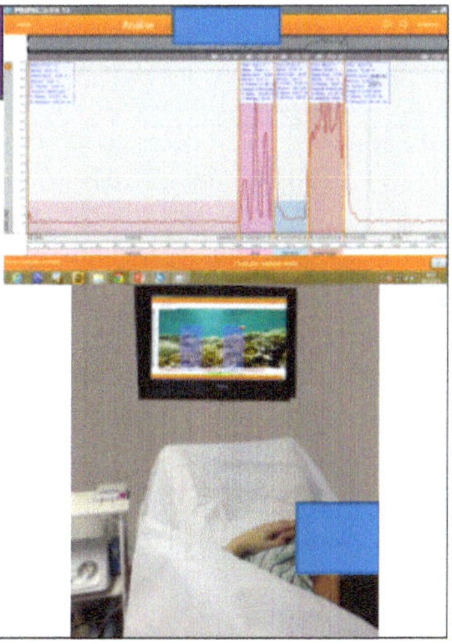

Fig. 6-2. Modelo de avaliação sugerida.

podem sugerir fraqueza muscular ou incoordenação do paciente. Avaliam-se também o tempo de sustentação e o número de repetições que o paciente consegue sustentar no determinado tempo. Na Figura 6-2, segue um dos modelos de avaliação sugerida. Importante, também, avaliar se tem pré-contração durante o aumento de pressões intra-abdominais. Sugere-se solicitar ao paciente uma série de três tosses ou abdominais e observar o comportamento do abdome e assoalho pélvico durante esse esforço.

Tratamento e Treinamento dos Músculos do Assoalho Pélvico (MAPs) com *Biofeedback*

As formas mais comuns de treinamento com BF são a utilização de técnicas de percepção; treinamento progressivo de um músculo fraco; diminuição da atividade de um músculo tenso, promovendo o relaxamento e a geração de uma reeducação neuromuscular, facilitando a ação dos músculos desejados e impedindo a utilização dos antagonistas. O tratamento e o treinamento devem ser realizados a partir de uma avaliação físico-funcional adequada pela abordagem manual e pelo *biofeedback* (de preferência, o eletromiográfico). A partir dos dados coletados na avaliação, determinam-se os objetivos e protocolos adequados ao paciente. Os treinamentos dos MAP devem seguir a fisiologia do exercício, promovendo técnicas de contração e relaxamento de forma fisiológica, respeitando tempos de contração e tempos de relaxamento. O ideal é que se busque a funcionalidade do assoalho pélvico, seja inicialmente relaxando-o ou treinando. No treinamento, devem-se sempre buscar atividades fásicas e atividades tônicas, promovendo a contração rápida e funcional e a sustentação e manutenção da continência.

A Figura 6-3 descreve a escolha da terapêutica a partir da avaliação realizada.

Os objetivos propostos no processo de percepção e treinamento dos MAP com a utilização do *biofeedback* associado são apresentados na Tabela 6-1.

O processo de treinamento dos pacientes deve inicialmente ser iniciado na postura deitado, em decúbito dorsal ou lateral, evoluir para sentado, em pé estático e dinâmico e chegar nas atividades funcionais (simular atividades diárias, práticas desportivas e *gameterapia*/realidade virtual). Trabalhar técnicas de respiração, coordenação e equilíbrio também é fundamental, assim como a globalidade.

O exemplo de um treinamento utilizando *biofeedback* eletromiográfico no treinamento fásico segue na Figura 6-4.

Tabela 6-1. Treinamento dos Músculos do Assoalho Pélvico

- Melhorar a eficiência neuromuscular
- Restaurar força muscular
- Pré-contração
- Tempo de latência, tempo de ativação da contração (*timing*) e tempo de desativação (relaxamento)
- Ajuste de coordenação motora

Berghmans B. Pelvic Floor Muscle Training: What is Important? A Mini-Review. Obstet Gynecol Int J. 2017; 6(4):00214.

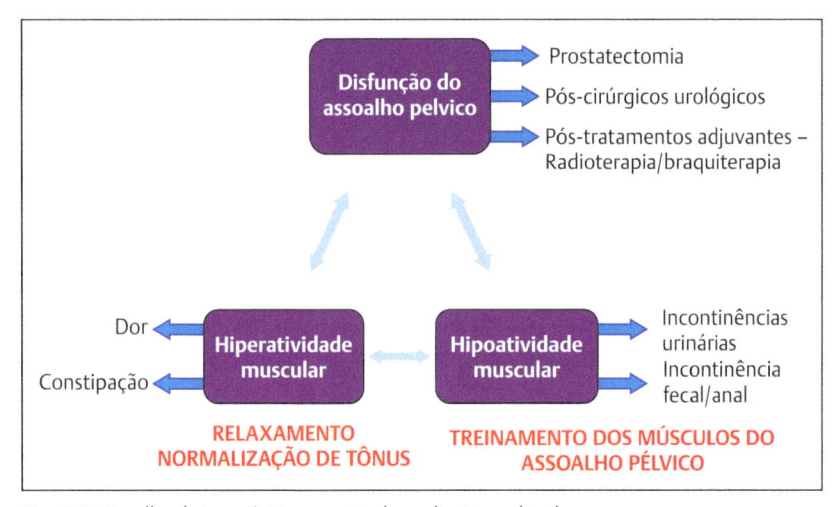

Fig. 6-3. Escolha da terapêutica a partir da avaliação realizada.

TECNOLOGIA EM FISIOTERAPIA UROLÓGICA

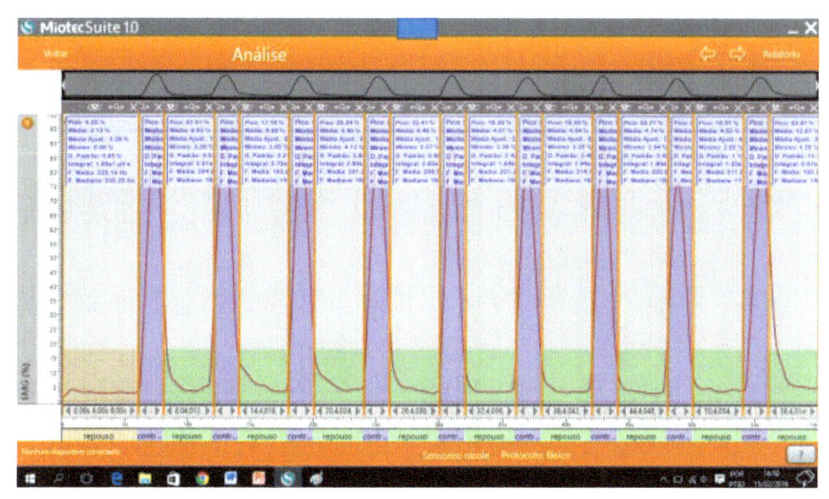

Fig. 6-4. Tela de *Biofeedback* eletromiográfico do equipamento da MIOTEC. (Fonte: arquivo pessoal.)

GAMETERAPIA E RECURSOS TECNOLÓGICOS

Nos últimos 20 anos as tecnologias em saúde têm-se tornado cada vez mais integradas e utilizadas em saúde, tanto de forma a treinar os profissionais e executar algumas funções, como para auxiliar nas cirurgias e na reabilitação.

A *gameterapia* é um recurso que ganhou destaque após o lançamento do console Wii da Nintendo, em 2006. A partir daí a terapêutica foi crescendo cada vez mais e surgindo novas tecnologias. Ela compreende no fato de se utilizar um *game* com o objetivo de promover a restauração da função perdida ou que apresenta uma disfunção.

É um recurso que teve seu início de utilização por volta de 2010 no tratamento das disfunções do assoalho pélvico de crianças e adultos. Técnica indicada na intervenção das várias fases de atuação da fisioterapia, integrando a terapêutica de cinesioterapia e reabilitação funcional, com ou sem a associação ao *biofeedback* eletromiográfico ou pressórico ou ainda a outros recursos, como cones vaginais, educadores perineais, trampolim, cargas extras, eletroestimulação etc., sempre com o objetivo de reabilitar função e promover a continência.

Esta abordagem além de levar o indivíduo a interagir com o ambiente do jogo que exige além da ativação muscular, aprendizagem, controle motor e readaptação progressiva, também uma interação das funções cognitivas. As funções cognitivas são divididas em: memória, atenção, linguagem, percepção e funções executivas.

Na função executiva: estratégia, planejamento, organização, solução de problemas e tomada de decisão conforme o enredo se apresenta levando à praxia (habilidade de realizar movimentos complexos).

A ideia de um programa, misturando *biofeedback* eletromiográfico, *gameterapia*, realidade virtual e aplicativos e todos os outros recursos fisioterapêuticos, coloca o paciente/indivíduo em um processo de readaptação cognitiva e motora que acelera muito o processo de retorno às atividades funcionais, sempre com o objetivo de recuperar função e continência. O fato de ser um recurso lúdico promove a adesão/aderência do paciente ao tratamento, tornando o processo de reabilitação divertido. Sempre com a presença e orientação de um profissional capacitado.

O paciente é atendido em um ambiente preparado para a utilização dos *games* (Fig. 6-5), usando na terapêutica *games* comerciais (Wii e Wii U com *Balance Board* (Fig. 6-6) e Xbox 360 com Kinect (Fig. 6-7) além dos *Biogames* da empresa Miotec e do novo lançamento desta empresa: o Biomovi.

O Biomovi (Fig. 6-8) é uma plataforma que agrega os seguintes jogos: *Block Breaker* (Fig. 6-9), *BioFarm VR* (Fig. 6-10) e *BioSpace VR* (Fig. 6-11). Todo o processo desde a idealização, concepção e desenvolvimento desta plataforma foi todo focado na utilização de um equipamento que juntasse as funções oferecidas pelos *games*, em um ambiente de realidade virtual imersiva e que fosse acionado pela ativação muscular.

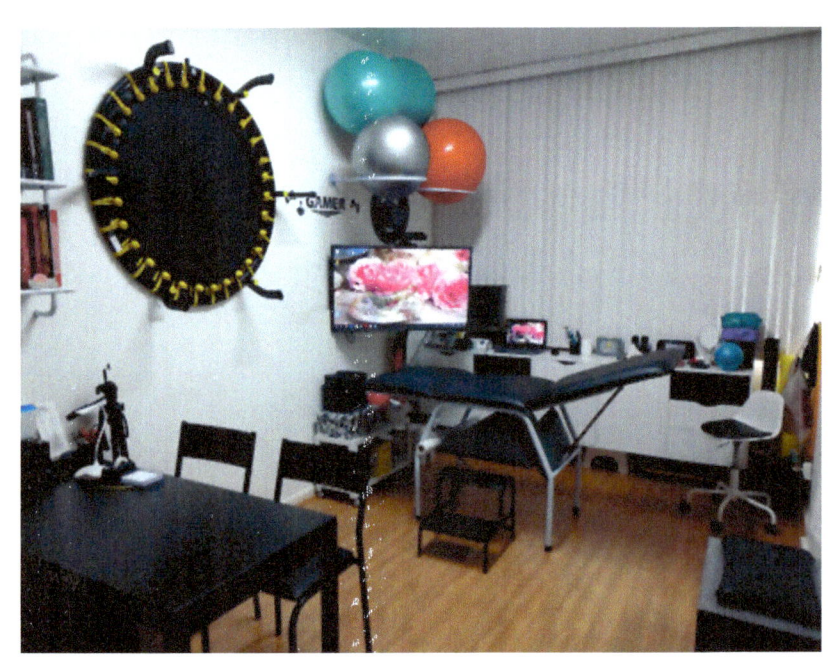

Fig. 6-5. Espaço de atendimento para utilização dos *games*. (Arquivo da autora.)

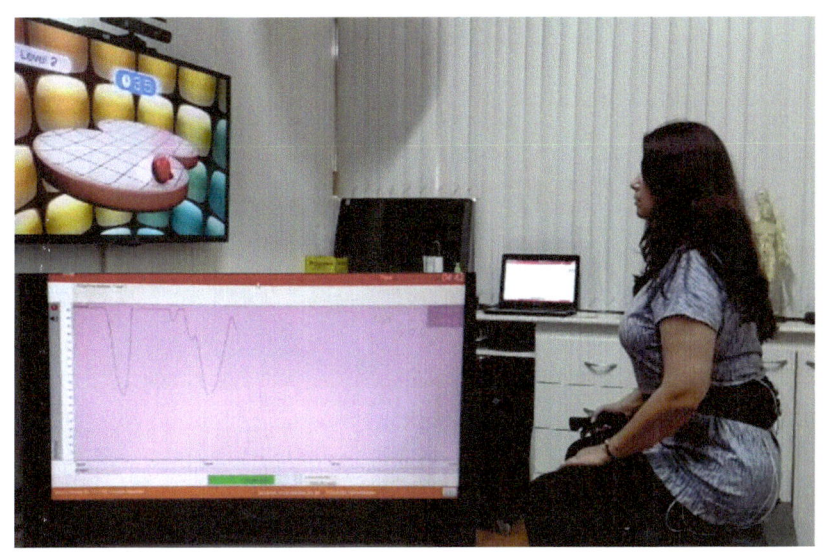

Fig. 6-6. Wii e Wii U com *Balance Board*. (Arquivo da autora.)

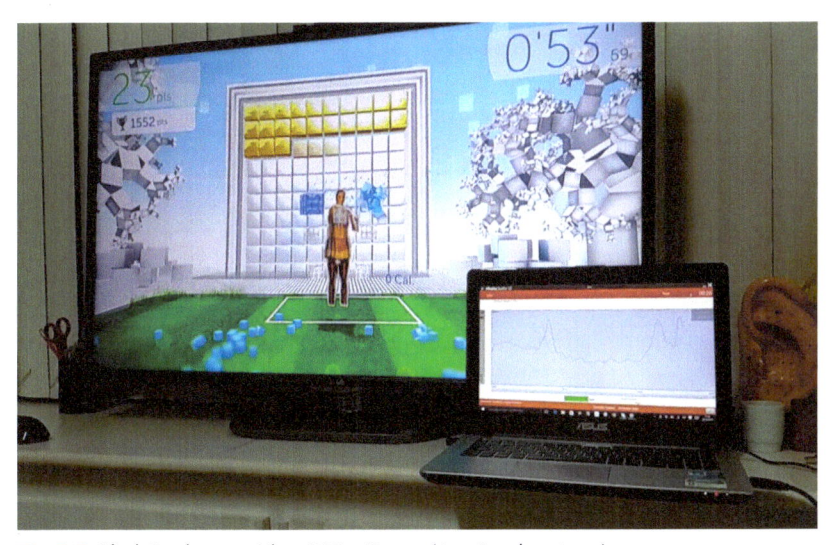

Fig. 6-7. *Block Breaker* com Xbox 360 e Kinect. (Arquivo da autora.)

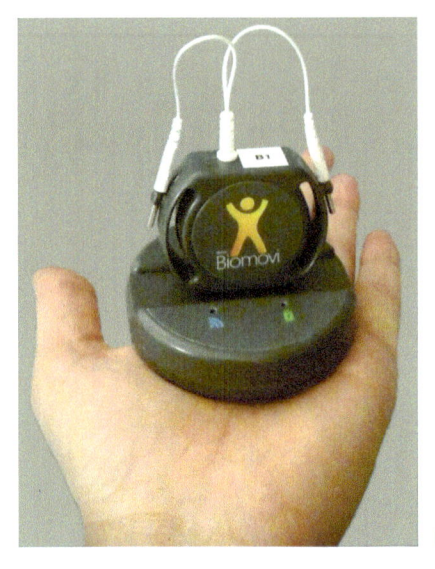

Fig. 6-8. *Biomovi*. (Arquivo da autora.)

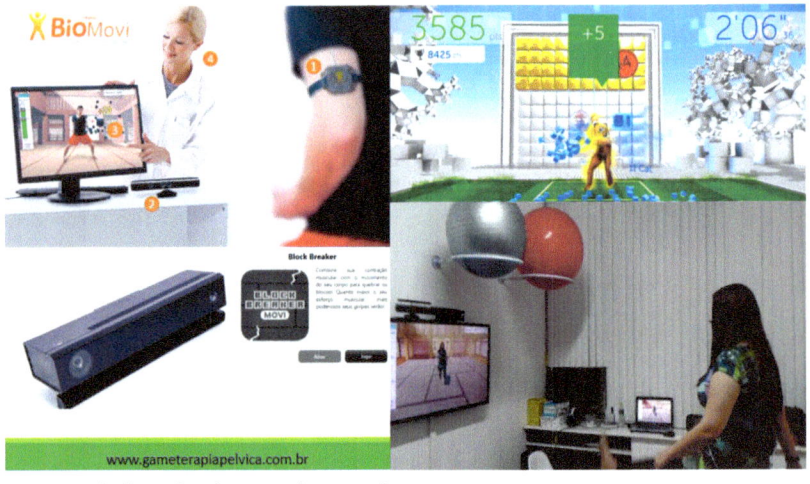

Fig. 6-9. *Block Breaker*. (Arquivo da autora.)

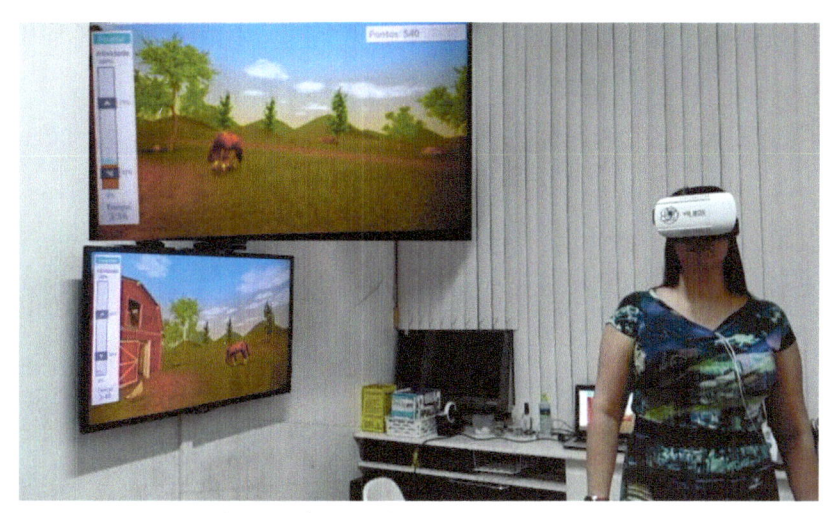

Fig. 6-10. *BioFarm* VR. (Arquivo da autora.)

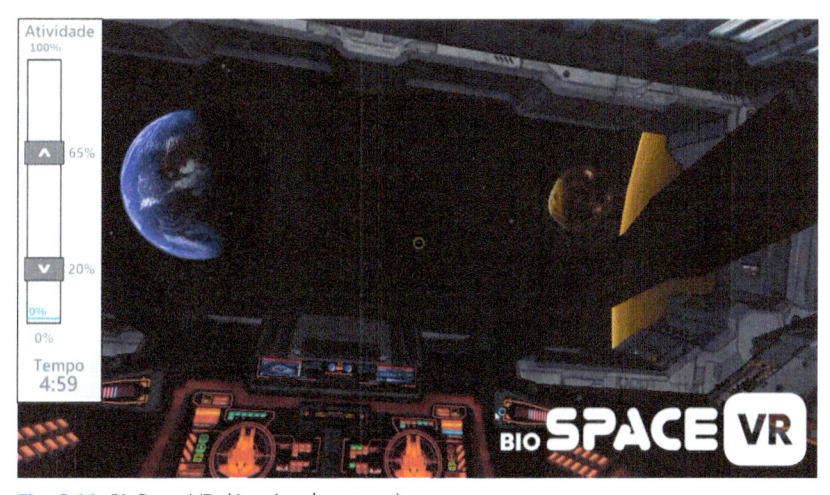

Fig. 6-11. *BioSpace* VR. (Arquivo da autora.)

A realidade virtual é uma tecnologia que coloca o indivíduo em uma interface com o equipamento a partir de um óculos 3D (Fig. 6-10 a 6-12) de realidade virtual e cria a sensação de imersão/presença no ambiente virtual, podendo até mesmo utilizar mais dispositivos com sensores para membros superiores e inferiores, roupas que transmitem sensações e até mesmo cheiro.

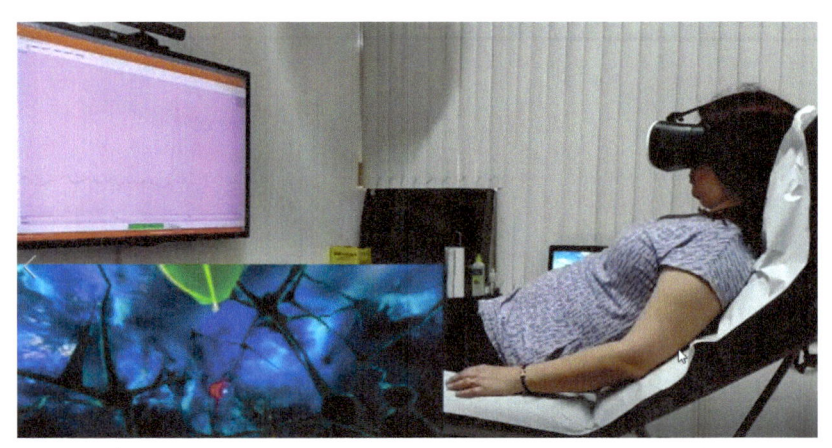

Fig. 6-12. Óculos 3D cria a sensação de imersão/presença no ambiente virtual. (Arquivo da autora.)

Estes recursos podem ser imersivos ou não imersivos, levando-se em conta o objeto e objetivo a ser utilizado.

Ainda podemos falar de outras tecnologias que podemos lançar mão na abordagem e monitoramento a distância ou para uso domiciliar do indivíduo, que são os diversos aplicativos (*apps*) que podem ser utilizados nos processos reabilitador, informativo e educacional deste indivíduo. São diversos os aplicativos, dentre eles podemos citar os de controle de ingesta hídrica, diários miccional e evacuatório, os de informação e controle na realização dos exercícios domiciliares etc. E o futuro é cada vez mais promissor, já é objeto de estudo e interesse de grandes empresas de tecnologia e telefonia as diversas possibilidades de utilização dos aplicativos de *smartphones*, eles estão ao mesmo tempo produzindo ferramentas de monitoramento de saúde em seus dispositivos, quanto fornecendo *softwares* para outros também produzirem. Ferramentas essas que podem monitorar a saúde do usuário como coletar dados para pesquisas e futuros desdobramentos e melhorias.

LEITURAS SUGERIDAS

Adamovich SV, Fluet GG, Tunik E, Merians AS. Sensorimotor training in virtual reality: a review. NeuroRehabilitation. 2009;25:29-44.

Baracho AFO, Gripp FJ, Lima MR. Os Exergames e a Educação Física Escolar na Cultura Digital. Rev Bras Ciênc Esporte. 2012;34(1):111-126.

Barcala L, Colella F, Araujo MC, Salgado ASI, Oliveira CS. Análise do equilíbrio em pacientes hemiparéticos após o treino com o programa Wii Fit. Fisioter Mov. 2011;24(2):337-343.

Barry G, Galna B, Rochester L. The role of exergaming in Parkinson's disease rehabilitation: a systematic review of the evidence. J Neuroeng Rehabil. 2014;11:33.

Berdishevsky H, Lebel VA, Bettany-Saltikov J, Rigo M, Lebel A, Hennes A, et al. Physiotherapy scoliosis-specific exercises - a comprehensive review of seven major schools. Scoliosis Spinal Disord. 2016;11(20):1-52.

Bernardes N, Péres F, Souza E, Souza O. Métodos de Tratamento Utilizados na Incontinência Urinária de Esforço Genuína: Um Estudo Comparativo entre Cinesioterapia e Eletroestimulação Endovaginal. RBGO (Belo Horizonte). 2000;22(1).

Bertotto A, Schvartzman R, Uchôa S, Wender COM. Effect of electromyography biofeedback as na add-on to pelvic floor exercises on neuromuscular outcomes and quality of life in postmenopausal woman with stress urinary incontinence: A randomized controlled trial. Neurourol Urodyn. 2017;36(8):2142-2147.

Biffi E, Beretta E, Cesareo A, Maghini C, Turconi AC, Reni G, et al. An Immersive Virtual Reality Platform to Enhance Walking Ability of Children with Acquired Brain Injuries. Methods Inf Med. 2017;56(2):119-126.

Bø K, Hilde G. Does it work in the long term? – A systematic review on pelvic floor muscle training for female stress urinary incontinence. Neurourol Urodyn. 2013;32(3):215-23.

Bø K, Lilleås F, Talseth T, Hedlund H. Dynamic MRI of pelvic floor muscles in an upright sitting position. Neurourol Urodyn. 2001;20:167-74.

Bø K, Sherburn M, Allen T. Transabdominal ultrasound measurement of pelvic floor muscle activity when activated directly or via a transversus abdominis muscle contraction. Neurourol Urodyn. 2003;22:582-8.

Bø K, Talseth T, Holme I. Single blind, randomised controlled trial of pelvic floor exercises, electrical stimulation, vaginal cones, and no treatment in management of genuine stress incontinence in women. BMJ. 1999;318:487-93.

Bonnechère B, Jansen B, Omelina L, Rooze M, Van Sint Jan S. Interchangeability of the Wii Balance Board for Bipedal Balance Assessment. JMIR Rehabil Assist Technol. 2015;2(2):e8.

Bonnechère B, Jansen B, Omelina L, Sholukha V, Van Sint Jan S. Validation of the Balance Board for Clinical Evaluation of Balance During Serious Gaming Rehabilitation Exercises. Telemed J E Health. 2016;22(9):709-17.

Bonnechère B, Jansen B, Omelina L, Van Sint Jan S. The use of commercial video games in rehabilitation: a systematic review. Int J Rehabil Res. 2016;39(4):277-290.

Botelho S, Martinho NM, Silva VR, Marques J, Carvalho LC, Riccetto C. Virtual reality: a proposal for pelvic floor muscle training. Int Urogynecol J. 2015;26(11):1709-12.

Botelho S, Martinho NM, Silva VR, Marques J, Carvalho LC, Riccetto C. Virtual reality: a proposal for pelvic floor muscle training. International Urogynecology Journal. 2015;26:1709–12.

Bricot B. Posturologia. 3. ed. São Paulo: Ícone; 2004.

Castro AP, Pereira VS, Serrão PRMS, Driusso P. Eficácia do biofeedback para o tratamento da incontinência urinária de esforço: uma revisão sistemática. Scientia Medica (Porto Alegre). 2010;20(3):257-263.

Clark RA, Pua YH, Fortin K, Ritchie C, Webster KE, Denehy L, et al. Validity of the Microsoft Kinect for assessment of postural control. Gait Posture. 2012;36(3):372-377.

Collado-Mateo D, Merellano-Navarro E, Olivares PR, García-Rubio J, Gusi N. Effect of exergames on musculoskeletal pain: A systematic review and meta-analysis. Scand J Med Sci Sports. 2017.

Custódio EB, Júnior JM, Voos MC. Relação entre cognição (função executiva e percepção espacial) e equilíbrio de idosos de baixa escolaridade. Fisioterapia e Pesquisa. 2010;17(1):46-51.

De Bruin ED, Reith A, Dörflinger M, Murer K. Feasibility of Strength-Balance Training Extended with Computer Game Dancing in Older People; Does it Affect Dual Task Costs of Walking? J Nov Physiother. 2011;1(1).

De Bruin ED, Schoene D, Pichierri G, Smith ST. Use of virtual reality technique for the training of motor control in the elderly. Some theoretical considerations. Zeitschrift fur Gerontologie und Geriatrie. 2010;43(4):229-234.

Deutsch JE, Borbely M, Filler J, Huhn K, Guarrera-Bowlby P. Use of a low-cost, commercially available gaming console (Wii) for rehabilitation of an adolescent with cerebral palsy. Phys Ther. 2008;88(10):1196-1207.

Dumoulin C, Experience M. Virtual Reality Rehabilitation for older women with urinary incontinence: The Montreal Experience Urinary incontinence in elderly women: Prevalence and impact Context Montreal study 1: The lower-limb strength and balance dysfunction project Aim & Metho; 2009.

Dumoulin C, Hay-Smith J. Pelvic floor muscle training versus no treatment, or inactive control treatments, for urinary incontinence in women. Cochrane Database Syst Rev. 2010;CD005654.

Elliott V, de Bruin ED, Dumoulin C. Virtual reality rehabilitation as a treatment approach for older women with mixed urinary incontinence: a feasibility study. Neurourol Urodyn. 2015;34(3):23643.

Elliott V, Fraser S, Chaumillon J, de Bruin, Eling D, Bherer L, et al. The effect of virtual reality rehabilitation on the gait parameters of older women with mixed urinary incontinence: A feasibility study. Neurourology and Urodynamics. 2012;31(6):883-884.

Feiteira G, Tonon E, Gosser E. A Fisioterapia na Incontinência Urinária de Esforço em Mulheres Atletas. 2011. (Apresentação de Trabalho/Simpósio). Disponível em: http://fait.revista.inf.br/imagens_arquivos/arquivos_destaque/mxIBSjsxnuuMN9X_2014-4-16-17-25-47.pdf

Fraser SA, Elliott V, Bruin ED, Sherer L, Dumoulin C. The Effects of Combining Videogame Dancing and Pelvic Floor Training to Improve Dual-Task Gait and Cognition in Women with Mixed-Urinary Incontinence. Games for Health Journal: Research, Development, and Clinical Applications. 2014;3:3.

Freitas AO, Silva GC, Scarpelini P, Haddad CAS. Cinesioterapia e Eletroestimulação Sacral no Tratamento de Incontinência Urinária Masculina Pós Prostatectomia – Relato de Caso. Revista UNILUS Ensino e Pesquisa. São Paulo. 2014;11(23):53-58.

Glazer HI, Laine CD. Pelvic floor muscle biofeedback in the treatment of urinary incontinence: a literature review. Appl Psychophysiol Biofeedback. 2006;31:187-201.

Goršič M, Cikajlo I, Novak D. Competitive and cooperative arm rehabilitation games played by a patient and unimpaired person: effects on motivation and exercise intensity. Journal of NeuroEngineering and Rehabilitation. 2017;14:23.

Haskell WL, Lee IM, Pate RR, Powell KE, Blair SN, Franklin BA, et al. Physical activity and public health: updated recommendation for adults from the American College of Sports Medicine and the American Heart Association. Med Sci Sports Exerc. 2007;39(8):1423-34.

Kegel AH. Progressive resistance exercise in the functional restoration of the perineal muscles. Am J Obstet Gynecol. 1948a;56(2):238-48.

Kegel AH. The nonsurgical treatment of genital relaxation; use of the perineometer as an aid in restoring anatomic and functional structure. Ann West Med Surg. 1948b;2(5):213-6.

Kimiko TRN, Ming HPT, Histoshi MPT. Effects of Co-contraction of Both Transverse Abdominal Muscle and Pelvic Floor Muscle Exercises for Stress Urinary Incontinence: A Randomized Controlled Trial. Journal of Physical Therapy Science. 2014;26:1162.

Kirner C, Kirner TG. Evolução e Tendências da Realidade Virtual e da Realidade Aumentada. In: Ribeiro MWS, Zorzal ER (Org.). "Livro do pré-simpósio, XIII Symposium on Virtual and Augmented Reality" - Realidade Virtual e Aumentada: Aplicações e Tendências. Editora SBC – Sociedade Brasileira de Computação: Uberlândia-MG, 2011.

Kubagawa LM, Pellegrini JRF, Lima VP, Moreno AL. A eficácia do tratamento fisioterapêutico da incontinência urinária masculina após prostatectomia. Revista Brasileira de Cancerologia. 2006;52(2):179-183.

Larsen LH, Schou L, Lund HH, Langberg H. The Physical Effect of Exergames in Healthy Elderly-A Systematic Review. Games for health journal. 2013; 2:205-212.

Lee D, Baek K, Lee J, Lim H. A development of virtual reality game utilizing Kinect, Oculus Rift and smartphone. Int J Applied Engineering Res. 2016;11(2):829–833.

Lieberman DA, Chamberlin B, Medina Jr E, Franklin BA, Sanner BM, Vafiadis DK. Power of Play: Innovations in Getting Active Summit Planning C. The power of play: Innovations in Getting Active Summit 2011: a science panel proceedings report from the American Heart Association. Circulation. 2011;123:2507-2516.

Lozano-Quijada C, Poveda-Pagán EJ, Segura-Heras JV, Hernández-Sánchez S, Prieto-Castelló MJ. Changes in Postural Sway After a Single Global Postural Reeducation Session in University Students: A Randomized Controlled Trial. J Manipulative Physiol Ther. 2017;40(7):467-476.

Magalhães AR, Trippo KV, Lima Junior AS. PEPIN - Programa de educação postural integrada: motricidade, cognição e emoção como elementos para uma educação postural. Revista UNIABEU (Belford Roxo). 2013;6(13):7.

Martinho NM, Silva VR, Marques J, Carvalho L C, Iunes D H, Botelho S. The effects of training by virtual reality or gym ball on pelvic floor muscle strength in postmenopausal women: a randomized controlled trial. Braz J Phys Ther. 2016;20(3):248-257.

Matheus LM, Mazzari CF, Mesquita RA, Oliveira J. Influência dos Exercícios Perineais e dos Cones Vaginais, Associados à Correção Postural, no Tratamento da Incontinência Urinária Feminina. Rev Bras Fisioter. 2006:10(4):387-92.

Monteiro E, Aquino LM, Gimenez M, Fukujima M, Prado GF. Eletroestimulação transcutânea do tibial posterior para bexiga hiperativa neurogênica. Rev Neurocienc. 2010;18(2):238-243.

Monteiro Junior RS, Carvalho RJP, Silva EB, Bastos FG. Efeito da Reabilitação Virtual em Diferentes Tipos de Tratamento Virtual. Revista Brasileira de Ciências da Saúde. 2011;29(9):56-63.

Nascimento M, Trippo KV, Saraiva A. Terapia por exposição à realidade virtual no fortalecimento do assoalho pélvico: uma revisão sistemática. Revista UNIABEU. 2017;10 (25).

Nitz JC, Kuys S, Isles R, Fu S. Is the Wii Fit a new-generation tool for improving balance, health and well-being? A pilot study. Climacteric. 2010 Oct;13(5):487-91.

Ortiz-Catalan M, Guðmundsdóttir RA, Kristoffersen MB, Zepeda-Echavarria A, CaineWinterberger K, Kulbacka-Ortiz K, et al. Phantom motor execution facilitated by machine learning and augmented reality as treatment for phantom limb pain: a single group, clinical trial in patients with chronic intractable phantom limb pain. Lancet. 2016;388(10062):2885-2894.

Palma P. Urofisioterapia: Aplicações Clínicas das Técnicas Fisioterapêuticas nas Disfunções Miccionais e do Assoalho Pélvico. Campinas: Personal Link Comunicações Ltda, 2009.

Park JH, Jeon HS, Park HW. Effects of a Schroth exercises on Idiopathic scoliosis: A metaanalysis. Eur J Phys Rehabil Med. 2017 Oct 02.

Pereira LC, Botelho S, Marques J, Amorim CF, Lanza AH, Palma P, et al. Are transversus abdominis/oblique internal and Pelvic Floor Muscles Coactivated During pregnancy and postpartum: Neurourol Urodyn. 2013;32:416-419.

Peschers UM, Gingelmaier A, Jundt K, Leib B, Dimpfl T. Evaluation of pelvic floor muscle strength using four different techniques. Int Urogynecol J Pelvic Floor Dysfunct. 2001;12(1):27-30.

Pompeu JE, Alonso TH, Masson IB, Pompeu SMAA, Torriani-Pasin C. Os efeitos da realidade virtual na reabilitação do acidente vascular encefálico: Uma revisão sistemática. Motricidade. 2014;10(4):111-122.

Pompeu JE, Andrade G, Mendonça MS, Pompeu SMAA, Lange B. Safety, Feasibility and Effectiveness of Balance and Gait Training Using Nintendo Wii Fit Plus? on Unstable Surface in Patients with Parkinson's Disease: A Pilot Study. Journal of Alzheimer's Disease & Parkinsonism, v. 2014;4(1):1-4.

Pompeu JE, Arduini LA, Botelho AR, Fonseca MB, Pompeu SM, Torriani-Pasin C, Deutsc JE. Feasibility, safety and outcomes of playing Kinect Adventures!™ for people with Parkinson's disease: a pilot study. Physiotherapy. 2014;100(2):162-8.

Pompeu JE, Mendes FA, Silva KG, Lobo AM, Oliveira T de P, Zomignani AP, et al. Effect of Nintendo Wii™-based motor and cognitive training on activities of daily living in patients with Parkinson's disease: a randomised clinical trial. Physiotherapy. 2012 Sep;98(3):196-204.

Quartly E, Hallam T, Kilbreath S, Refsnauge K. Strenght and endurance of the pelvic floor muscles in continent women: an observational study. Physiotherapy. 2010;96:311-6.

Reis LOJA, Cavichioli FR. Lazer à laser: os jogos eletrônicos no século XXI. In: Seminário o lazer em debate, 9., 2008, São Paulo. Anais São Paulo: EACH/USP, 2008.

Saad E. Critérios Comuns de Toxicidade do Instituto Nacional de Câncer dos Estados Unidos. Revista Brasileira de Cancerologia, São Paulo. 2002;48(1):63-96.

Saposnik G, Teasell R, Mamdani M, Hall J, McIlroy W, Cheung D, et al. Effectiveness of virtual reality using Wii gaming technology in stroke rehabilitation: A pilot randomized clinical trial and proof of principle. Stroke. 2010;41:1477-84.

Sapsford R, Hodges PW. Contraction of the pelvic floor muscles during abdominal maneuvers. Arch Phys Med Rehabil. 200;82:1081-8.

Sapsford R. Rehabilitation of pelvic floor muscles utilizing trunk stabilization. Man Ther. 2004;9:3-12.

Sapsford RR, Richardson CA, Maher CF, Hodges PW. Pelvic Floor Muscle Activity in Different Sitting Postures in Continent and Incontinent Women. Arch Phys Med Rehabil. 2008;89(9):1741-7.

Silva VR, Riccetto C, Martinho NM, Marques J, Carvalho LC, Botelho S. Training through gametherapy promotes coactivation of the pelvic floor and abdominal muscles in young women, nulliparous and continentes. IBJU. 2016;42(4):779-786.

Souza C, Bastos C, Amorim C, Macena R. A prevalência de Incontinência Urinária em pacientes Prostatectomizados. Ensaios e Ciência: Ciências Biológicas, Agrárias e da Saúde (Ceará). 2012;16(6):129-139.

Staiano AE, Beyl RA, Hsia DS, Katzmarzyk PT, Newton RL. Twelve weeks of dance exergaming in overweight and obese adolescent girls: Transfer effects on physical activity, screen time, and self-efficacy. J Sport Health Sci. 2017;6(1):4-10.

Steenstrup B, Behague L, Quehen M. Rééducation posturale avec le jeu virtuel Wii® en pelvi périnéologie: pourquoi pas? Kinesitherapie. 2015;15(160):45-50.

Steenstrup B, Giralte F, Bakker E, Grise P. Évaluation de l'activité électromyographique des muscles du plancher pelvien pendant des exercices posturaux à l'aide du jeu vidéo virtuel Wii Fit Plus©. Analyses et perspectives en rééducation. Prog Urol. 2014;24(17):1099-105.

Szczygieł E, Blaut J, Zielonka-Pycka K, Tomaszewski K, Golec J, Czechowska D, et al. The Impact of Deep Muscle Training on the Quality of Posture and Breathing. J Mot Behav. 2017;0(0):1-9.

Thompson JA, O'Sullivan P. Levator plate movement during voluntary pelvic floor muscle contraction in subjects with incontinence and prolapse: a cross-sectional study and review. Int Urogynecol J Pelvic Floor Dysfunct. 2001;12(suppl 3):40.

Van Schaik P, Blake J, Pernet F, Spears I, Fencott C. Virtual augmented exercise gaming for older adults. Cyberpsychol Behav. 2008;11(1):103-6.

Viau A, Feldman AG, McFadyen BJ, Levin MF. Reaching in reality and virtual reality: a comparison of movement kinematics in healthy subjects and in adults with hemiparesis. J Neuroeng Rehabil. 2004;1(1):11.

Wallon H. A Evolução Psicológica da Infância. Lisboa: Ed; 1998. p. 70.

Yavuzer G, Senel A, Atay MB, Stam HJ. "Playstation eye toy games" improve upper extremity related motor functioning in subacute stroke: A randomized controlled clinical trial. Eur J Phys Rehabil Med. 2008;44:237-44.

SEXUALIDADE EM ONCOUROLOGIA

CAPÍTULO 7

Mariane Castiglione
Mauro Luís Barbosa Júnior

ASPECTOS DA SEXUALIDADE FEMININA E MASCULINA

De acordo com a Organização Mundial da Saúde (OMS), "a sexualidade é também determinada e mutável pela interação de fatores biológicos, psicológicos, socioeconômicos, políticos, culturais, éticos, legais, históricos, religiosos e espirituais. Constituí um aspecto fundamental do ser humano, envolve também a identidade de gênero, orientação sexual, erotismo, prazer, intimidade e reprodução".

É sabido que o homem é mais vulnerável às doenças, sobretudo às enfermidades graves e crônicas, morrem mais precocemente que a mulher. A despeito da maior vulnerabilidade e das altas taxas de morbimortalidade, não buscam os serviços de saúde, quando comparados à mulher. A doença é considerada como um sinal de fragilidade que o homem não reconhece como inerente à sua própria condição biológica, julga-se invulnerável, o que acaba por contribuir para que cuide menos de si mesmo e se exponha mais às situações de risco, impactando de forma negativa em maior proporção no exercício da sua sexualidade, o cuidado com a saúde ainda é visto como uma função relativa à mulher, de qualidade feminina, tendo como base a prerrogativa na divisão dos papéis entre os gêneros, o que justificaria, sobre esta ótica, o cuidado ser mais reivindicado e exercido por elas. Ao homem, a exposição excessiva a riscos desnecessários é vista socialmente como afirmação da masculinidade.

No campo das pesquisas em saúde do homem, precisa-se investigar na ótica psicossocial que está ligada ao processo de adoecimento por câncer, encontram-se poucas pesquisas com tal enfoque. O investimento no campo da promoção e prevenção em saúde, especialmente no que tange ao câncer, torna-se um aspecto fundamental na saúde do homem e da mulher.

Outro aspecto do exercício da sexualidade é a função sexual, seja com práticas masturbatórias ou com parceria. Para ocorrer é necessário que haja um fenômeno fisiológico, denominado ciclo da resposta sexual, que pode ser classificado em modelo linear, composto por quatro fases: desejo, excitação, orgasmo e período refratário, e o modelo circular, específico na mulher, desenvolvido por Rosemary Basson. Em ambos os ciclos a resposta sexual pode ser impactada seja pelo diagnóstico da doença, tratamentos, comorbidades, medicamentos, questões psíquicas, relação com a parceira, relações ambientais, familiares entre outros motivos, desencadeando queixas ou disfunções sexuais. Outra observação é em relação à qualidade de vida sexual antes do diagnóstico do câncer, pois quanto pior a vida sexual pré-diagnóstico, maior probabilidade de piora, queixas e disfunções sexuais após o aparecimento do câncer (Figs. 7-1 e 7-2).

Disfunções Sexuais Femininas e Masculinas

Disfunção sexual, de acordo com o Manual Diagnóstico e Estatístico (DSM-5), é dificuldade sexual persistente ou permanente de cumprir o ciclo da resposta sexual, com duração mínima de 75% dos encontros sexuais e de seis meses dos sintomas, com presença de sofrimento pessoal. Além disso investigar se os sintomas são presentes ao longo da vida, ou adquiridos e se ela ocorre de forma situacional ou generalista.

As disfunções sexuais têm causas que podem ser de origem orgânicas, psicogênicas, ambientais, físicas, socioculturais, crenças, tabus, questões educacionais e religiosas, traumáticas.

A sexualidade e a função sexual são amplamente afetadas durante e após o tratamento oncológico independente do seu diagnóstico e estadiamento clínico, o indivíduo apresenta fragmentações de sua imagem corporal, bem como do seu estado psicológico, e experimentam mudanças e oscilações em sua sexualidade. Os tratamentos oncológicos podem acarretar efeitos adversos que repercutem em seu comportamento e atitude sexual.

Os tumores urológicos, que envolvem os órgãos genitais, trazem repercussões significativas aos seus portadores tanto na sexualidade, quanto na função sexual, por exemplo pacientes ostomizados e prostatectomizados.

A disfunção sexual em oncologia tem uma estimativa de 90% de ocorrência. Os tratamentos oncológicos, como cirurgia, quimioterapia e radioterapia, podem danificar um ou mais fases da resposta, afetando emoções sexuais, componentes dos sistemas nervoso central ou periférico, o sistema vascular pélvico e o eixo hipotálamo pituitário-gonadal.

A equipe interdisciplinar apresenta dificuldades para abordar o assunto e introduzir prerrogativas de comunicação, imagem e conhecimento sobre a sexualidade e a função sexual, é preciso melhor amparo terapêutico em relação a estas questões.

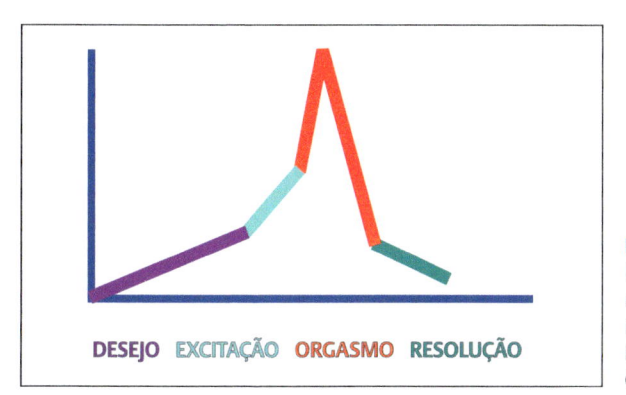

Fig. 7-1. Modelo linear de ciclo de resposta sexual, modificado por Kaplan. (Fonte: Abdo CHN, 2014.)

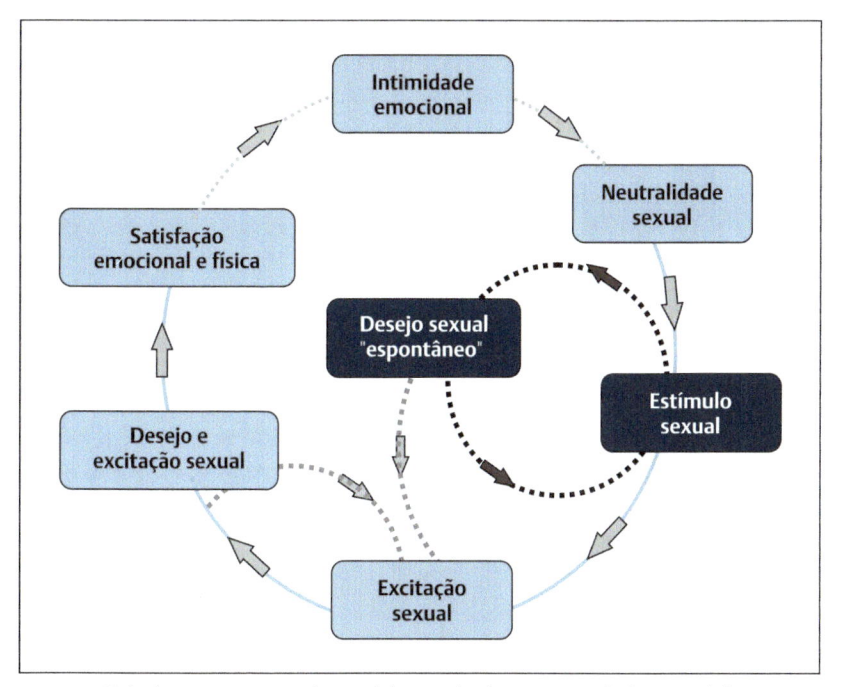

DESEJO EXCITAÇÃO ORGASMO RESOLUÇÃO

Fig. 7-2. Ciclo da Resposta Sexual – Modelo Circular (Basson, 2001). (Fonte: Abdo CHN, 2011.)

Classificação das Disfunções Sexuais Femininas e Masculinas – DSM-5

302.74 Ejaculação retardada
302.72 Transtorno erétil
302.73 Transtorno do orgasmo feminino
302.72 Transtorno do interesse/excitação sexual feminino
302.76 Transtorno de dor genitopélvica/penetração
302.71 Transtorno do desejo sexual hipoativo masculino
302.75 Ejaculação prematura (precoce)
302.79 Outra disfunção sexual especificada
302.70 Disfunção sexual não especificada

Disfunção Erétil Pós-Prostatectomia

Disfunção erétil (DE) é associada a vários mecanismos fisiopatológicos e inclui a lesão do nervo cavernoso, lesão vascular danos nas estruturas próximas, alterações inflamatórias relacionadas com efeitos cirúrgicos e de radiação, hipóxia do músculo liso cavernoso como consequência, apoptose muscular e fibrose, bem como disfunção veno-oclusiva corporal causando vazamento venoso.

Impacta negativamente na questão psicológica, afeta sua percepção sobre a masculinidade, nível de intimidade e autoconfiança, que justifica a necessidade de apoio psicossocial dos homens que passaram pelo tratamento do câncer de próstata. Há associação entre DE e baixa qualidade de vida em geral, relacionada com a saúde, especialmente com medidas de saúde mental.

A educação em saúde é uma ferramenta que valoriza os contextos sociais, econômicos e culturais, aliados ao processo de promoção da saúde. A educação ajuda os pacientes ao melhor manejo da doença, dos efeitos colaterais e melhora a adesão ao tratamento. Uma atividade educativa planejada e realizada por todos os membros da equipe de saúde é fundamental para a promoção, reabilitação e manutenção da saúde do paciente e o exercício da sua sexualidade. Abaixo um esquema de para preparar os pacientes para a boa evolução do tratamento do CaP com base em quatro etapas:

1. Gerar expectativas realistas: informações realistas devem ser fornecidas sobre possíveis desafios na recuperação sexual e sobre o tratamento para DE, antes do tratamento do CaP propriamente dito. Esta informação deve ser oferecida mesmo para aqueles que não têm a preocupação no momento sobre sua função sexual após a cirurgia.
2. Intervir precocemente: não há consenso sobre o momento específico da intervenção, as recomendações favorecem iniciar a intervenção de DE e retomar as atividades sexuais o mais cedo possível, incluindo atividade masturbatória.

3. Considere a pré-reabilitação: iniciar um intervenção prévia para DE ou a implementação de aconselhamento de reabilitação sexual antes do tratamento com CaP, com a indicação adequada, podem ajudar os homens a anteciparem e planejarem em como lidar com a DE
4. Inclua casal tanto quanto possível: tratar o casal, quando possível, em vez do homem sozinho, desencoraja o uso secreto dos tratamentos para DE, o que pode prejudicar a confiança na parceria. A posse compartilhada pelo casal do tratamento é a erotização do mesmo, permitido e oferecido por esta abordagem. Pode assim minimizar a ansiedade de desempenho ou o medo do constrangimento, bem como ajudar a desenvolver uma expectativa sexual positiva, mas realista.

Após passar pelas etapas anteriores, há uma segunda proposta que tem como objetivo a manutenção do sucesso terapêutico alcançado, descrito em seis etapas:

1. Prepare pacientes para gerenciar as falhas.
2. Normalize o processo de sofrimento.
3. Estimule a atividade sexual apesar da baixa libido.
4. Promover outras práticas sexuais.
5. Gerenciar ereções de qualidade reduzida.
6. Persistir em enfrentar os desafios.

Avaliação e Tratamento Fisioterapêutico das Disfunções Sexuais Femininas e Masculinas

O objetivo principal do fisioterapeuta especialista que trata disfunção sexual é pela avaliação detectar se problemas físicos que dificultem a qualidade de vida sexual do indivíduo. Três etapas devem ser seguidas para a elaboração e planejamento adequados do tratamento. Seguem sugestões de itens que podem ser investigados:

1. Anamnese:
   - Nome, idade, estado civil, orientação sexual, telefone, profissão, data de nascimento, crenças religiosas, doenças, medicamentos, peso, altura e gênero.
2. Histórico sexual:
   - Processo da educação sexual como foi?
   - Conhecimentos e crenças sobre sexualidade e função sexual.
   - Capacidade de percepção e comunicação sobre dificuldades sexuais.
   - Iniciação sexual, números de parceiras e vivências sexuais.
   - Vítima de violência verbal, física e/ou sexual?
   - Presença de queixas sexuais.
   - Parceria tem consciência das queixas sexuais?
   - Há quanto tempo apresenta disfunção sexual ou queixa sexual?

- Já realizou algum tipo de tratamento?
- Impacto do câncer na qualidade de vida geral e sexual?
- Investigação sobre a vida conjugal e da parceira.
- Parceira apresenta disfunção sexual ou queixa?
- Históricos: urinário e intestinal.
- Realização de cirurgias e tipos de tratamento oncológico.
- Questionários sobre qualidade de vida sexual (Tabelas 7-1 a 7-3).
3. Avaliação postural global.
4. Avaliação do assoalho pélvico (masculina e feminina):
   - Inspeção do assoalho pélvico.
   - Palpação dos músculos do assoalho pélvico.

Tabela 7-1. Quociente Sexual Masculino (QS-M)

Responda esse questionário, com sinceridade, baseando-se nos últimos 6 meses de sua vida sexual, considerando a seguinte pontuação: 0 = nunca | 1 = raramente | 2 = às vezes | 3 = aproximadamente 50% das vezes 4 = na maioria das vezes | 5 = sempre	
1	Seu interesse por sexo é suficiente para você querer iniciar o ato sexual? ( ) 0 ( ) 1 ( ) 2 ( ) 3 ( ) 4 ( ) 5
2	Sua capacidade de sedução dá a você confiança de se lançar em atividade de conquista sexual? ( ) 0 ( ) 1 ( ) 2 ( ) 3 ( ) 4 ( ) 5
3	As preliminares de seu ato sexual são agradáveis e satisfazem você e sua(seu) parceira(o) igualmente? ( ) 0 ( ) 1 ( ) 2 ( ) 3 ( ) 4 ( ) 5
4	Seu desempenho sexual varia conforme sua(seu) parceira(o) seja ou não capaz de se satisfazer durante o ato sexual com você? ( ) 0 ( ) 1 ( ) 2 ( ) 3 ( ) 4 ( ) 5
5	Você consegue manter o pênis ereto (duro) o tempo que precisa para completar a atividade sexual com satisfação? ( ) 0 ( ) 1 ( ) 2 ( ) 3 ( ) 4 ( ) 5
6	Após o estímulo sexual, sua ereção é suficientemente rígida (dura) para garantir uma relação sexual satisfatória? ( ) 0 ( ) 1 ( ) 2 ( ) 3 ( ) 4 ( ) 5
7	Você é capaz de obter e manter a mesma qualidade de ereção nas várias relações sexuais que realiza em diferentes dias? ( ) 0 ( ) 1 ( ) 2 ( ) 3 ( ) 4 ( ) 5
8	Você consegue controlar a ejaculação para que seu ato sexual se prolongue o quanto você desejar? ( ) 0 ( ) 1 ( ) 2 ( ) 3 ( ) 4 ( ) 5

(Continua.)

Tabela 7-1. *(Cont.)* Quociente Sexual Masculino (QS-M)

9	Você consegue chegar ao orgasmo nas relações sexuais que realiza? ( )0 ( )1 ( )2 ( )3 ( )4 ( )5
10	Seu desempenho sexual o estimula a fazer sexo outras vezes, em outras oportunidades? ( )0 ( )1 ( )2 ( )3 ( )4 ( )5

Como obter o resultado: Somar os pontos atribuídos a cada questão e multiplicar o total por 2:
$2 \times (Q1 + Q2 + Q3 + Q4 + Q5 + Q6 + Q7 + Q8 + Q9 + Q10)$
(Q = questão)
Resultado = padrão de desempenho sexual:
82 - 100 pontos = bom a excelente
62 - 80 pontos = regular a bom
42 - 60 pontos = desfavorável a regular
22 - 40 pontos = ruim a desfavorável
0 - 20 pontos = nulo a ruim

Fonte: Abdo CHN. Elaboração e validação do quociente sexual – versão masculina, uma escala para avaliar a função sexual do homem. Rev Bras Med. 2006;63(1-2):42-46.

Tabela 7-2. Índice Internacional da Função Erétil (IIEF)

1	Com que frequência você consegue uma ereção durante a atividade sexual?
2	Quando você tem ereções após estímulo sexual, com que frequência suas ereções são suficientemente rígidas para penetração?
3	Quando você tentou ter uma relação sexual, com que frequência você conseguiu penetrar sua companheira?
4	Durante a relação sexual, com que frequência você consegue manter a ereção depois de ter penetrado sua companheira?
5	Duarante a relação sexual, qual seu grau de dificuldade para manter a ereção até completar a relação sexual?
6	Qual seu grau de confiança de que você pode conseguir manter uma ereção?

Tabela 7-3. Quociente Sexual Feminino (QS-F)

Responda esse questionário, com sinceridade, baseando-se nos últimos 6 meses de sua vida sexual, considerando a seguinte pontuação: 0 = nunca | 1 = raramente | 2 = às vezes | 3 = aproximadamente 50% das vezes 4 = na maioria das vezes | 5 = sempre
1   Você costuma pensar espontaneamente em sexo, lembra de sexo ou se imagina fazendo sexo?   ( )0 ( )1 ( )2 ( )3 ( )4 ( )5

(Continua.)

Tabela 7-3. *(Cont.)* Quociente Sexual Feminino (QS-F)

2	O seu interesse por sexo é suficiente para você participar da relação sexual com vontade? ( ) 0 ( ) 1 ( ) 2 ( ) 3 ( ) 4 ( ) 5
3	As preliminares (carícias, beijos, abraços, afagos etc.) a estimulam a continuar a relação sexual? ( ) 0 ( ) 1 ( ) 2 ( ) 3 ( ) 4 ( ) 5
4	Você costuma ficar lubrificada (molhada) durante a relação sexual? ( ) 0 ( ) 1 ( ) 2 ( ) 3 ( ) 4 ( ) 5
5	Durante a relação sexual, à medida que a excitação do seu parceiro vai aumentando, você também se sente mais estimulada para o sexo? ( ) 0 ( ) 1 ( ) 2 ( ) 3 ( ) 4 ( ) 5
6	Durante a relação sexual, você relaxa a vagina o suficiente para facilitar a penetração do pênis? ( ) 0 ( ) 1 ( ) 2 ( ) 3 ( ) 4 ( ) 5
7	Você costuma sentir dor durante a relação sexual, quando o pênis penetra em sua vagina? ( ) 0 ( ) 1 ( ) 2 ( ) 3 ( ) 4 ( ) 5
8	Você consegue se envolver, sem se distrair (sem perder a concentração), durante a relação sexual? ( ) 0 ( ) 1 ( ) 2 ( ) 3 ( ) 4 ( ) 5
9	Você consegue atingir o orgasmo (prazer máximo) nas relações sexuais que realiza? ( ) 0 ( ) 1 ( ) 2 ( ) 3 ( ) 4 ( ) 5
10	O grau de satisfação que você consegue com a relação sexual lhe dá vontade de fazer sexo outras vezes, em outros dias? ( ) 0 ( ) 1 ( ) 2 ( ) 3 ( ) 4 ( ) 5

Como obter o resultado: Somar os pontos atribuídos a cada questão, subtrair 5 pontos da questão 7 e multiplicar o total por 2:
2 × (Q1 + Q 2 + Q 3 + Q 4 + Q 5 + Q 6 + [5-Q 7] + Q 8 + Q9 + Q 10)
(Q = questão)
Resultado = padrão de desempenho sexual
82 – 100 pontos = bom a excelente
62 – 80 pontos = regular a bom
42 – 60 pontos = desfavorável a regular
22 – 40 pontos = ruim a desfavorável
0 – 20 pontos = nulo a ruim

Fonte: Abdo CHN. Elaboração e Validação do Quociente Sexual – versão feminina. Rev Bras Med. 2006;63(9):477-482.

Fisioterapia no Tratamento Fisioterapêutico das Disfunções Sexuais Femininas e Masculinas

Fisioterapeutas especializados em disfunções pélvicas oncológicas e sexualidade humana possuem habilidades, conhecimentos e uma variedade de ferramentas de avaliação e recursos de tratamento para colaborar com o exercício positivo da sexualidade, da função e disfunção sexual do paciente oncológico, o fisioterapeuta é parte integrante da equipe interdisciplinar.

Recursos fisioterapêuticos, como: treinamento dos músculos do assoalho pélvico (TMAP), eletroestimulação por via vaginal, anal ou de superfície, *laser*, mudanças no estilo de vida, *biofeedback* pressórico e o *biofeedback* eletromiográfico (EMG), são alguns dos recursos que podem ser usados nos indivíduos que apresentam disfunções sexuais relacionadas com queixas físicas e musculoesqueléticas. Alguns destes recursos, discorridos nos capítulos de câncer de próstata e de recursos tecnológicos.

Podem ser utilizados também: manobras miofasciais, correções articulares, dessensibilização e massagem perianal e vaginal, dilatadores vaginais, exercícios corporais, estímulo à prática sexual e ao erotismo, vacuoterapia e terapia por ondas de choque (TOC), qualquer recurso citado anteriormente deve ser utilizado após uma avaliação fisioterapêutica completa por um profissional especialista (Fig. 7-3).

A reabilitação erétil, ou peniana, pode ser realizada com o apoio da vacuoterapia peniana, inicialmente utilizada como tratamento para maximizar a função erétil, é ofertado como primeira linha de tratamento, a terapia com dispositivo eretor a vácuo interrompe a fibrose cavernosa progressiva (Fig. 7-4) (Tabela 7-4).

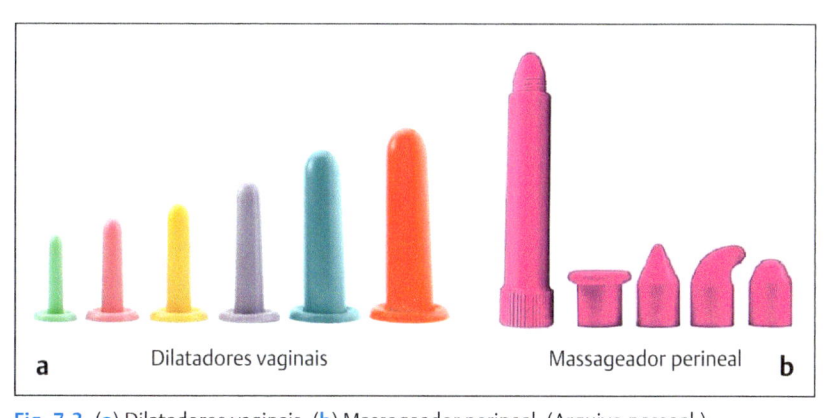

Fig. 7-3. (a) Dilatadores vaginais. (b) Massageador perineal. (Arquivo pessoal.)

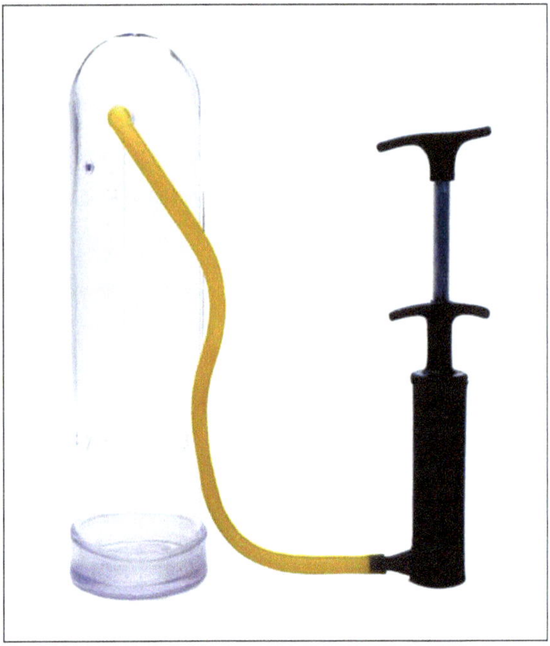

Fig. 7-4. Bomba a vácuo.

A terapia por ondas de choque é uma outra alternativa de tratamento para disfunção erétil, , ela melhora a hemodinâmica peniana e a função endotelial. Ações esperadas da terapia também são a regeneração nervosa responsável pela liberação de óxido nítrico, endotelial e da musculatura lisa do pênis, porém ainda precisa de maiores evidências científicas.

Os tratamentos disponíveis baseiam-se na implementação precoce da reabilitação peniana para prover a oxigenação dos corpos cavernosos, porém há poucas evidências que dão suporte aos protocolos propostos. Até que os tratamentos sejam com base em evidências científicas, a abordagem clínica deve ser pautada nos desejos e realidade dos pacientes, e em se tratando de fármacos, que favoreça ereções, permitindo a penetração, se possível. Os tratamentos devem ser oferecidos logo após a prostatectomia para minimizar os possíveis efeitos psicológicos negativos, porém com o cuidado por saber que estes ainda carecem de respaldo científico.

Os principais objetivos do tratamento fisioterapêutico são: aprimorar a aliança terapêutica entre o paciente e o fisioterapeuta, potencializar a sexualidade de forma positiva, oferecer acolhimento, conscientização corporal e percepção, normalizar o tônus, fortalecer/relaxar a musculatura,

Tabela 7-4. Estudos

Autor(es)	Desenho do Estudo	Tipo de cirurgia	Intervenção	N° de pacientes	Acompanhamento (meses)	Resultado do IIEF-5 final
Raina et al., 2006	Randomizado	Prostatectomia radical retropúbica, com e sem preservação nervosa	G1:DEV + Anel Constritor (diário) G2:Sem intervenção	109 (G1:74 e G2:35)	9	G1:16 G2:11.17 ($P < 0.05$)
Engel, 2011	Randomizado	Prostatectomia Robótica, preservação bilateral	G1: Tadalafila (20 mg, 3 vezes na semana) G2: DEV (5 ou mais vezes por semana, por 10min) + Tadalafila (20 mg)	30 (G1:10 e G2:20)	12	G1:11.1 G2:18.9

coordenar as funções musculares, analgesia, melhorar as funções dos tecidos, propriocepção, melhorar a qualidade de vida sexual e a qualidade de vida.

É importante ressaltar que alguns destes recursos fisioterapêuticos são contemplados cientificamente e podem ser usados de forma isolada e/ou combinada para tratar as disfunções sexuais femininas.

São necessários novos estudos científicos nas disfunções sexuais masculinas, que comprovem a maior atuação da fisioterapia.

Sugerimos que, além da formação em fisioterapia pélvica oncológica para atuar nos casos de disfunções sexuais, o complemento dos estudos de especialização é em Sexualidade Humana.

Enfatizamos ainda que o tratamento das disfunções sexuais femininas e masculinas é de responsabilidade da equipe interdisciplinar.

LEITURAS SUGERIDAS

Abdo CHN. Aspectos relevantes da depressão na disfunção sexual. Rev Bras Med. 2011;68(Neuropsiquiatria 1):12-5.

Abdo CHN. Elaboração e Validação do Quociente Sexual – versão feminina. Rev Bras Med. 2006;63(9):477-482.

Abdo CHN. Elaboração e validação do quociente sexual – versão masculina, uma escala para avaliar a função sexual do homem. Rev Bras Med. 2006;63(1-2):42-46.

Abdo CHN. Sexualidade Humana e seus Transtornos. 4. ed. Casa Leitura Medica; 2012.

Abdo CHN. Sexualidade Humana e seus Transtornos. 5. ed. Casa Leitura Médica; 2014

Abdo CNH. Estudo da vida sexual do brasileiro. São Paulo: Editora Bragantini; 2003.

Abouassaly R, Lane BR, Lakin MM, Klein EA, Gill IS. Ejaculatory urine incontinence after radical prostatectomy. Urology. 2006;68(6):1248-52.

AC Nardi, Pompeo ACL, Faria EF, Guimarães GC, Calixto JR, da Ponte JRT, et al. Câncer de Próstata: Diagnóstico. Rio de Janeiro: Diretrizes da Sociedade Brasileira de Urologia, 2014.

American Psychiatric Association. Diagnostic and Statistical Manual of Mental Disorders (DSM IV). 4. ed. Washington: APA, 1994.

American Psychiatric Association. Diagnostic and Statistical Manual of Mental Disorders – DSM5. 5. ed. Washington: APA, 2013.

Antonioli RS, Simões D. Abordagem fisioterapêutica nas disfunções sexuais femininas. Rev Neurocienc. 2010;18(2):267-274.

Bokhour BG, Clark JA, Inui TS, Silliman RA, Talcott JA. Sexuality after treatment for early prostate cancer: Exploring the meanings of "erectile dysfunction. J Gen Intern Med. 2001;16:649–655.

Brasil. Ministério da Saúde. Secretaria de atenção à saúde. Departamento de ações programáticas estratégicas. Política nacional de atenção integral à saúde do homem. Brasília, DF, 2008.

Capogrosso P, Ventimiglia E, Serino A, Stabile A, Boeri L, Gandaglia G, et al. Orgasmic Dysfunction After Robot-assisted Versus Open Radical Prostatectomy. Eur Urol. 2016;70(2):223-6.

Castro AP, Oikawa SE, Domingues TAM, Hortense FTP, Domenico EBL. Educação em Saúde na Atenção ao Paciente Traqueostomizado: Percepção de Profissionais de Enfermagem e Cuidadores. Revista Brasileira de Cancerologia. 2014;60(4):305-313.

Coelho EBS, Schwarz E, Bolsoni CC, Conceição TB. Política nacional de atenção integral a saúde do homem. Florianópolis: Universidade Federal de Santa Catarina, 2016.

Cooper K, James M M, Kaltenthaler E, Dickinson, MA. Behavioral Therapies for Management of Premature Ejaculation: A Systematic Review. Sex Med. 2015;3:174-188.

Dalkin B, Christopher B. Preservation of penile length after radical prostatectomy: early intervention with a vacuum erection device. Int J Impot Res. 2007;19:501-4.

Edwards B, Clarke V. The psychological impact of a cancer diagnosis on families: the influence of family functioning and patients' illness characteristics on depression and anxiety. Psycho-oncology. 2004;13:562-76.

Engel JD. Effect on sexual function of a vacuum erection device post-prostatectomy. Can J Urol. 2011;18:5721-5725.

Etienne MA, Waitman MC. Disfunções sexuais femininas: fisioterapia como recurso fisioterapêutico. São Paulo: Livraria Médica Paulista; 2006. p. 65-102.

Fode M, Ohl DA, Ralph D, Sønksen J. Penile rehabilitation after radical prostatectomy: what the evidence really says. BJU Int. 2013;112(7):998-1008.

Forbat L, Place M, Kelly D, Hubbard G, Boyd K, Howie K, et al. A cohort study reporting clinical risk factors and individual risk perceptions of prostate cancer: implications for PSA testing. BJU Int. 2013;111(3):389-95.

Frey A, Sønksen J, Jakobsen H, Fode M. Prevalence and predicting factors for commonly neglected sexual side effects to radical prostatectomies: results from a cross-sectional questionnaire-based study. J Sex Med. 2014;11(9):2318-26.

Frey AU, Sønksen J, Fode M. Neglected side effects after radical prostatectomy: a systematic review. J Sex Med. 2014;11(2):374-85.

Galati MCR, Alves Jr EO, Delmaschio ACC, Horta ALM. Sexualidade e qualidade de vida em homens com dificuldades sexuais. Psico-USF, Itatiba. 2014;19(2):242-252.

Gallina A, Salonia A, Briganti A, Suardi N, Deho F, Zanni G, et al. Prevention and Management of Postprostatectomy Erectile Dysfunction. Eur Urol. 2009;Supp 8:80-87

Glina S, Ankier C. Manual Prático de Condutas em Medicina Sexual e Sexologia. São Paulo: Editora Santos; 2013, p. 201-21.

Gomes R, Nascimento EF, Rebello LEFS, Araújo FC. As arranhaduras da masculinidade: uma discussão sobre o toque retal como medida de prevenção do câncer prostático. Ciênc Saúde Coletiva, Rio de Janeiro. 2008;13(6):1975-1984.

Gomes R. Rebello LEFS, Araújo FC, Nascimento EF. A prevenção do câncer de próstata: uma revisão da literatura. Ciênc Saúde Coletiva, Rio de Janeiro. 2008;13(1):235-246.

Gruenwald I, Appel B, Vardi Y. Low-intensity extracorporeal shock wave therapy-- a novel effective treatment for erectile dysfunction in severe ED patients who respond poorly to PDE5 inhibitor therapy. J Sex Med. 2012;9(1):259-64.

Jenkins R, Schover LR, Fouladi RT, Warneke C, Neese L, Klein EA, et al. Sexuality and health-related quality of life after prostate cancer in African-American and white men treated for localized disease. J Sex Marital Ther. 2004;30(2):79-93.

Jewkes R, Morrell R, Hearn J, Lundqvist E, Blackbeard D, Lindegger G, et al. Hegemonic masculinity: combining theory and practice in gender interventions. Cult Health Sex. 2015;17(suppl 2):S112-27.

Katz A, Dizon DS. Sexuality After Cancer: A Model for Male Survivors. J Sex Med. 2016;13(1):70-8.

Kim N, Vardi Y, Padma-Nathan H, Daley J, Goldstein I, Saenz de Tejada I. Oxygen tension regulates the nitric oxide pathway. Physiological role in penile erection. J Clin Invest. 1993;91(2):437-42.

Kizilkaya Beji N, Yalcin O, Ayyildiz EH, Kayir A. Effect of urinary leakage on sexual function during sexual intercourse. Urol Int. 2005;74(3):250-5.

La Pera G, Nicastro A. A new treatment for premature ejaculation: the rehabilitation of the pelvic floor. J Sex Marital Ther. 1996;22(1):22-6.

La Pera G. Awareness and timing of pelvic floor muscle contraction, pelvic exercises and rehabilitation of pelvic floor in lifelong premature ejaculation: 5 years experience. Arch Ital Urol Androl. 2014;86(2):123-5.

Lee J, Hersey K, Lee CT, Fleshner N. Climacturia following radical prostatectomy: prevalence and risk factors. J Urol. 2006;176(6 Pt 1):2562-5; discussion 2565.

Lin H, Wang R. The science of vacuum erectile device in penile rehabilitation after radical prostatectomy. Transl Androl Urol. 2013;2(1):61-6.

Mann KS. Education and health promotion for new patients with cancer. Clin J Oncol Nurs. 2011;15(1):55-61.

Martins AM, Moraes CAL, Ribeiro RBN, Almeida SSL, Schall VT, Modena CM. A Produção Científica Brasileira sobre o Câncer Masculino: Estado da Arte. Revista Brasileira de Cancerologia 2013;59(1):105-112.

Medrado B, Lyra J, Azevedo M. 'Eu Não Sou Só Próstata, Eu Sou um Homem!': Por uma política pública de saúde transformadora da ordem de gênero. In: Gomes R (Org.) Saúde do Homem em Debate. Rio de Janeiro: Editora Fiocruz, 2011. pp. 39-74.

Ministério da Saúde. Política Nacional de Atenção Integral à Saúde do Homem: princípios e diretrizes. Brasília: Ministério da Saúde; 2009.

Mirian B, Mendes TP, Moraes EP, Souza EL. Educação em saúde e educação na saúde: conceitos e implicações para a saúde coletiva. Ciência & Saúde Coletiva. 2014;19(3):847-852.

Montorsi F, Guazzoni G, Strambi LF, Da Pozzo LF, Nava L, Barbieri L, et al. Recovery of spontaneous erectile function after nerve-sparing radical retropubic prostatectomy with and without early intracavernous injections of alprostadil: results of a prospective, randomized trial. J Urol. 1997;158(4):1408-10.

Mulhall JP, Bella AJ, Briganti A, McCullough A, Brock G. Erectile function rehabilitation in the radical prostatectomy patient. J Sex Med. 2010;7(4 Pt 2):1687-98.

Mulhall JP. Defining and reporting erectile function outcomes after radical prostatectomy: challenges and misconceptions. J Urol. 2009;181(2):462-71.

Mulhall JP. The role and structure of a postradical prostatectomy penile rehabilitation program. Curr Urol Rep. 2009;10(3):219-25.

Oliveira PP. A construção social da masculinidade. Belo Horizonte: Editora UFMG; 2004.

Organização Mundial da Saúde. Cuidados inovadores para as condições crônicas: componentes estruturais de ação. Brasília, DF: OMS; 2003.

Paula MAB, Takahashi RF, Paula RP. Os significados da sexualidade para a pessoa com estoma intestinal definitivo. Rev Bras Colo-proctol. 2009;29(1):77-82.

Pinheiro TF, Couto MT, Silva GSN. Questões de sexualidade masculina na atenção primária à saúde: gênero e medicalização. Botucatu: Interface. 2011;15(38):845-858.

Pischedda A, Fusco F, Curreli A, Grimaldi G, Pirozzi Farina F. Pelvic floor and sexual male dysfunction. Arch Ital Urol Androl. 2013;85(1):1-7.

Qiu X, Lin G, Xin Z, Ferretti L, Zhang H, Lue TF, et al. Effects of low-energy shockwave therapy on the erectile function and tissue of a diabetic rat model. J Sex Med. 2013;10(3):738-46.

Rabbani F, Schiff J, Piecuch M, Yunis LH, Eastham JA, Scardino PT, Mulhall JP. Time course of recovery of erectile function after radical retropubic prostatectomy: does anyone recover after 2 years? J Sex Med. 2010;7(12):3984-90.

Raina R, Agarwal A, Ausmundson S, Lakin M, Nandipati KC, Montague DK, Mansour D, Zippe CD. Early use of vacuum constriction device following radical prostatectomy facilitates early sexual activity and potentially earlier return of erectile function. Int J Impot Res. 2006;18(1):77-81.

Rodrigues Jr OM. Disfunções sexuais masculinas. In: Diehl A, Vieira DL. Sexualidade - do prazer ao sofrer. 2. ed. Rio de Janeiro: Roca; 2017.

Rosenbaum TY. Pelvic floor involvement in male and female sexual dysfunction and the role of pelvic floor rehabilitation in treatment: a literature review. J Sex Med. 2007;4(1):4-13.

Rosenbaum TY. Physiotherapy treatment of sexual pain disorders. J Sex Marital Ther. 2005;31(4):329-40.

Sadovsky R, Basson R, Krychman M, Morales AM, Schover L, Wang R, et al. Cancer and sexual problems. J Sex Med. 2010;7(1 Pt 2):349-73.

Salonia A, Burnett AL, Graefen M, Hatzimouratidis K, Montorsi F, Mulhall JP, et al. Prevention and management of postprostatectomy sexual dysfunctions part 2: recovery and preservation of erectile function, sexual desire, and orgasmic function. Eur Urol. 2012;62(2):273-86.

Salonia A, Zanni G, Gallina A, Saccà A, Sangalli M, Naspro R, et al. Baseline potency in candidates for bilateral nerve-sparing radical retropubic prostatectomy. Eur Urol. 2006;50(2):360-5.

Schover LR. Motivation for parenthood after cancer: a review. J Natl Cancer Inst Monogr. 2005;(34):2-5.

Separavich MA, Canesqui AM. Saúde do homem e masculinidades na Política Nacional de Atenção Integral à Saúde do Homem: uma revisão bibliográfica. Saúde Soc São Paulo. 2013;22(2):415-428.

Su CC, Sun BYC, Jiann BP. Association of urinary incontinence and sexual function in women. Int J Urol. 2015;22:109-113.

Tang P, Sun L, Uhlman MA, Polascik TJ, Freedland SJ, Moul JW. Baseline PSA as a predictor of prostate cancer-specific mortality over the past 2 decades: Duke University experience. Cancer. 2010;116:4711-7.

Tennstedt SL, Link CL, Steers WD, McKinlay. Prevalence of and risk factors for urine leakage in a racially and ethnically diverse population of adults. The Boston Area Community Health (BACH) Survey. Am J Epidemiol. 2008;167:390-9.

Thiel Rdo R, Dambros M, Palma PC, Thiel M, Riccetto CL, Ramos Mde F. Tradução para português, adaptação cultural e validação do Female Sexual Function Index. Rev Bras Ginecol Obstet. 2008;30(10):504-10.

Thompson IM, Ankerst DP, Chi C, Goodman PJ, Tangen CM, Lucia MS, et al. Assessing prostate cancer risk: results from the Prostate Cancer Prevention Trial. J Natl Cancer Inst. 2006;98(8):529-34.

Vardi Y, Appel B, Kilchevsky A, Gruenwald I. Does low intensity extracorporeal shock wave therapy have a physiological effect on erectile function? Short-term results of a randomized, double-blind, sham controlled study. J Urol. 2012;187(5):1769-75.

Walker LM, Wassersug RJ, Robinson JW. Psychosocial perspectives on sexual recovery after prostate cancer treatment. Nat Rev Urol. 2015;12(3):167-76.

Yuan J, Lin H, Li P, Zhang R, Luo A, Berardinelli F, et al. Molecular mechanisms of vacuum therapy in penile rehabilitation: a novel animal study. Eur Urol. 2010;58(5):773-80.

Yuan J, Westney OL, Wang R. Design and application of a new rat-specific vacuum erectile device for penile rehabilitation research. J Sex Med. 2009;6(12):3247-53.

LINFEDEMA EM URO-ONCOLOGIA

Danielle de Mello Florentino

O SISTEMA LINFÁTICO EM URO-ONCOLOGIA

O conhecimento do sistema linfático é de suma importância para os fisioterapeutas que atuam em uro-oncologia. O sistema venolinfático do paciente portador de neoplasia urológica apresenta particularidades em decorrência da localização do próprio tumor, da cirurgia, da radioterapia pélvica e em cadeia de drenagem linfática, acarretando mudanças estruturais e funcionais.

O sistema linfático é desenvolvido embriologicamente junto com o sistema vascular. Os vasos linfáticos são paralelos ao sistema venoso nas extremidades. Os vasos linfáticos superficiais (isto é, linfáticos primários) carecem de uma camada muscular lisa na parede do vaso e, portanto, são dependentes de gradientes osmóticos e diferenças de pressão hidrostática para auxiliar no movimento e absorção de fluido e proteínas intersticiais. Os vasos linfáticos secundários são maiores, e suas paredes têm um componente muscular (embora muito mais fino do que o encontrado em artérias e veias) que ajuda a impulsionar o fluido em uma direção aferente. Além disso, os linfáticos secundários têm válvulas que auxiliam no movimento do fluido aferente (Fig. 8-1).

As disfunções venolinfáticas mais descritas em pacientes portadores de neoplasias urológicas compreendem a cavidade abdominal, membros inferiores e genitália.

Os órgãos que compõe o sistema urológico apresentam um sistema linfático consoante à estrutura do órgão principal e sofrem impactos por causa da localização do tumor e de sua recorrência. Uma peculiaridade é a drenagem linfática da pelve que é realizada principalmente pelos linfonodos ilíacos internos. Os linfonodos ilíacos se apresentam em três cadeias principais, pré-sacral, obturador e linfonodos pudendos internos.

A seguir para melhor elucidação iremos descrever a drenagem linfática renal, prostática, bolsas escrotal e peniana.

O sistema linfático renal é feito pelos linfáticos intrarrenais que são divididos em plexos superficial e profundo. O superficial localiza-se abaixo da

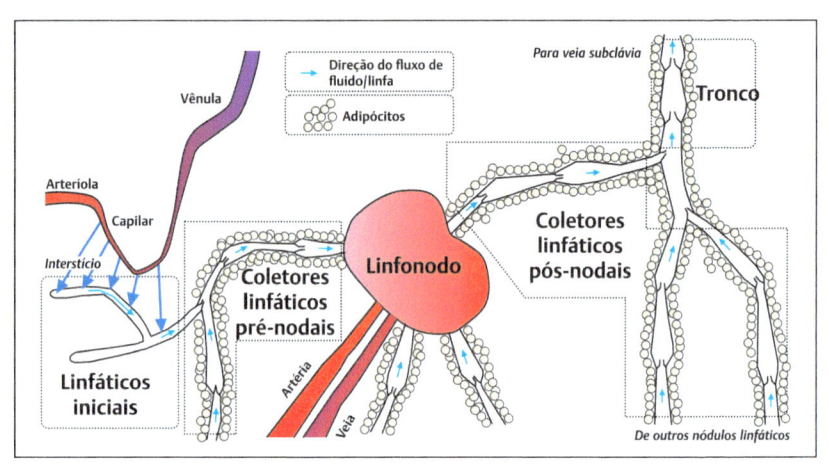

Fig. 8-1. Visão esquemática da formação e transporte da linfa. (Fonte: Breslin JW, 2014.)

cápsula renal e é ligado aos linfáticos corticais. Este plexo pode-se comunicar com o plexo extrarrenal em condições patológicas, que drena para os linfonodos da aorta na região lombar.

A drenagem da próstata é feita pelos linfonodos ilíacos internos para os obturatórios. Este entendimento é relevante, pois estes linfonodos são removidos nas prostatectomias.

A drenagem linfática da bolsa escrotal é feita pelos linfonodos inguinais superficiais. O testículo direito drena para os retroperitoneais, e o esquerdo para os linfonodos situados no hilo renal esquerdo e artéria aorta. Estas vias são os principais meios de disseminação linfática dos tumores testiculares.

Ao falarmos da drenagem peniana, iniciamos pela pele e prepúcio que drenam para linfonodos superficiais da região inguinal, acima da fáscia lata. A glande e o restante do pênis drenam para os linfonodos profundos e ilíacos externos. Esta compreensão é importante na disseminação de tumores penianos no local conhecido como linfonodo sentinela de Cabanas, localizado medialmente na crossa da safena.

A cirurgia que consiste na retirada de um ou mais grupos de linfonodos, envolvendo a região pélvica e/ou inguinal é chamada de linfadenectomia. A biópsia do linfonodo sentinela (BLS) pode ser utilizada para identificar os primeiros linfonodos regionais drenados de um tumor primário. Na presença de negatividade no linfonodo sentinela, a linfadenectomia é evitada, o que reduz a ocorrência do linfedema. Entretanto devemos ter clareza na redução do risco, mas não da eliminação do desenvolvimento do linfedema. Desta forma deverá ser feito um acompanhamento sistemático destes pacientes.

A linfadenectomia na cirurgia urológica fornece estadiamento preciso e pode ser terapêutica em alguns pacientes com metástases linfonodais. Além do custo associado, a dissecção de linfonodos pélvicos oferece risco potencial para morbidade. As complicações associadas à dissecção de linfonodos pélvicos incluem a linfocele, eventos tromboembólicos, lesão uretral, lesão nervosa, lesão vascular e linfedema. De acordo com a técnica cirúrgica e os cuidados perioperatórios, a morbidade associada à linfadenectomia pode ser minimizada (Fig. 8-2).

A realização da linfadenectomia atualmente é discutida no que tange ao estadiamento do tumor, mas ainda figura como uma das cirurgias de escolha no tratamento da doença curativa, local avançada, metastática e, em alguns casos, profilática. A linfadenectomia pode ser convencional ou laparoscópica e mais recentemente robótica. Esta cirurgia configura como um dos fatores de risco mais prevalentes para o linfedema secundário.

A cirurgia de linfadenectomia pode acarretar complicações vinculadas à própria cirurgia, mas também independe da mesma e da via de acesso escolhida.

As complicações pelo procedimento incluem o enfisema subcutâneo, lesões viscerais, vasculares (artérias e veias ilíacas comuns, ilíacas externas, ilíacas internas, obturatórias e seus ramos), infecção ou hematoma no sítio cirúrgico. A segunda categoria compreende lesão de nervo obturador, trombose venosa profunda, embolia pulmonar, linfocele, linforreia, linfedema e lesões de vasos pélvicos.

O linfedema é uma das complicações mais recorrentes nos pacientes submetidos à linfadenectomia ou que apresentem comprometimento do *status* linfonodal.

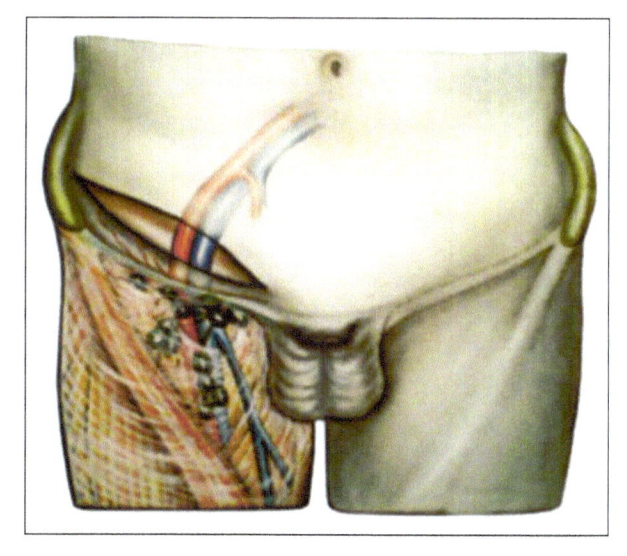

Fig. 8-2. Via de acesso aos linfonodos pélvicos quanto aos linfonodos inguinais superficiais e profundos para linfadenectomia. (Fonte: Urologia Brasil, 2013.)

LINFEDEMA

O linfedema é o acúmulo de líquido extracelular rico em proteínas dentro do compartimento intersticial dos tecidos, que surge de um desequilíbrio da produção linfática e do transporte linfático para a circulação sistêmica. O fluido se move pela ultrafiltração para fora da circulação capilar para o interstício, depois para o sistema linfático e finalmente para a circulação sistêmica. O edema se desenvolve quando a taxa de filtração excede a capacidade do sistema linfático de gerenciar o equilíbrio de fluidos. Ocorrem mudanças subsequentes no interstício que, em última análise, progridem para o edema da extremidade, aumento dos adipócitos e fibrose irreversível. Este processo pode criar um ciclo de fibrose, levando a uma ruptura do transporte linfático e agravamento do linfedema.

O linfedema relacionado com as enfermidades uro-oncológicas podem acometer a cavidade abdominal, genital (região inguinal, pubiana, pênis, escroto) e membros inferiores (Figs. 8-3 e 8-4). A incidência de linfedema corresponde a 4, 16 e 21% após o tratamento para câncer de próstata, de bexiga e de pênis, respectivamente. O linfedema nesta população é classificado como secundário. O linfedema secundário é resultado de uma ruptura extrínseca

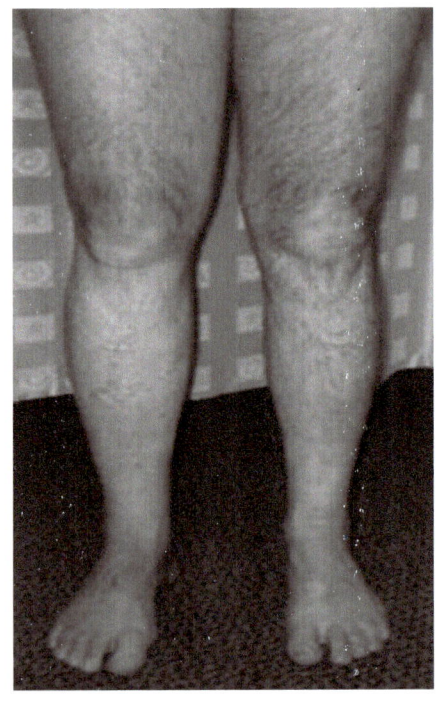

Fig. 8-3. Linfedema em membro inferior direito. (Fonte: Lawenda et al., 2009.)

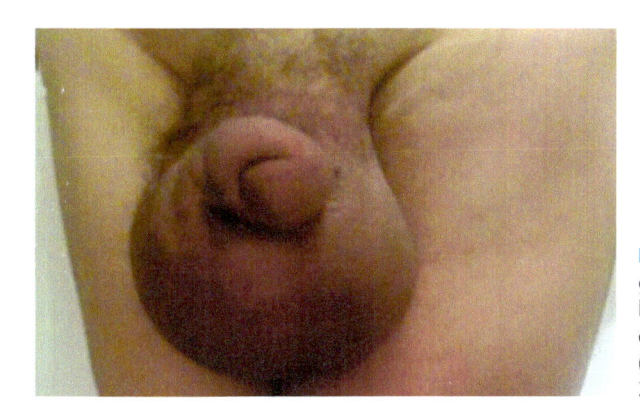

Fig. 8-4. Linfedema genital secundário de bolsa escrotal, pênis e eritema cutâneo. (Fonte: Lu et al., 2016.)

no transporte linfático, sendo geralmente causado por algum trauma no sistema linfático, como a invasão tumoral, cirurgia, radioterapia, quimioterapia, inflamação, cicatrização, além de metástases.

A combinação da remoção de linfonodos, radioterapia local e quimioterapia também são fatores de risco para desenvolvimento do linfedema na extremidade inferior. O tempo para o desenvolvimento do linfedema de membro inferior é mais rápido, com 80% dos pacientes apresentando-se nos primeiros 12 a 18 meses após o tratamento oncológico.

Entretanto, alguns pacientes que já apresentam o linfedema, quando expostos ao tratamento oncológico, são potencialmente vulneráveis ao agravamento do quadro, bem como aqueles pacientes com disfunções vasculares prévias (insuficiência venosa crônica e varicosidade), além de infecções e a obesidade.

Os pacientes com linfedema relatam sentir-se deprimidos, zangados e frustrados. Eles também costumam ter queixas de disfunções sexuais (diminuição do desejo) e isolamento social. Desta forma a saúde psicossocial nessa população de pacientes não deve ser ignorada.

Classificação do Linfedema

A classificação do linfedema é expressa em fases e/ou estágios. Os instrumentos de avaliação mais utilizados são o Sistema de Estágio de Foldi e da Sociedade Internacional de Linfologia, mas também é citada pela literatura a classificação de Mowlen. Estes sistemas de estadiamento são importantes para classificar o grau de linfedema, a gravidade da doença, bem como orientar a tomada de decisão (Tabela 8-1).

O aumento volumétrico de líquido rico em proteína no meio intersticial favorece um acúmulo de volume no subcutâneo, diminuição da elasticidade da pele, gerando distúrbios tróficos, formação de vesículas e fibrose intersticial.

Tabela 8-1. Classificação do Linfedema

Estágio Clínico	Sistema de Estágio Foldi — Patologia	Sistema de Estágio Foldi — Sintomas	Sociedade Internacional de Linfologia	Mowlen
0	Alterações fibroescleróticas localizadas nos tecidos	- Latência • Sem sintomas	- Latente ou subclínico - Edema não evidente - Dificuldade de transporte da linfa - Mudança sutil no fluido tissular e/ou composição - Sintomas subjetivos	

I	Edema rico em proteína; alterações teciduais com fibroesclerose localizada	- Reversível
		  • *Pitting* edema, possibilidade de redução do edema à elevação
		  • Dor congestionada
			- Regressão do edema com elevação do membro
			- Acúmulo de líquido rico em proteína
			- Edema *pitting* pode estar presente
				- Linfedema reversível com elevação do membro e repouso no leito durante 24-48 horas
				- Edema depressível à pressão

II	- Proliferação de tecido adiposo - Fibroesclerose extensa	- Irreversível • Não há redução do edema à elevação do membro	- Edema diminui raramente com a elevação dos membros - *Pitting* inicial secundário à gordura em excesso e fibrose	- Linfedema irreversível com repouso - prolongado, fibrose no tecido subcutâneo de moderada à grave e edema não depressível à pressão
III	- Fibroesclerose extensa - Proliferação de tecido adiposo	- Elefantíase • Similar ao estágio II com um grau de severidade e invalidez	- Elefantíase linfoestática - Mudança do trofismo cutâneo - Poderá haver desenvolvimento de supercrescimento do segmento por depósito de gordura e fibrose	- Linfedema irreversível com fibrose acentuada no tecido subcutâneo e aspecto elefantiásico do membro

O linfedema pode apresentar uma progressão e contribuir para o aparecimento de infecções de repetição, que agravam o edema e repercutem na qualidade de vida de seus portadores, atividade sexual e isolamento social.
O diagnóstico precoce previne a rápida evolução de possíveis complicações, como as infecções de repetição. O linfedema, quando detectado, faz necessário uma intervenção interdisciplinar, com ações de educação ao paciente sobre o diagnóstico, terapêutica e cuidados diários para que haja sucesso do tratamento proposto.

Avaliação do Linfedema

O diagnóstico do linfedema é essencialmente clínico, e sua identificação precoce previne a evolução de possíveis complicações. A caracterização do linfedema dá-se pela presença de aumento de volume de um ou ambos segmentos (membros inferiores, abdome e genitália), sendo o linfedema de membro inferior o mais comum. A avaliação do linfedema é composta por anamnese, exame físico, podendo ser associado aos exames de imagem.

A queixa principal geralmente apresentada por pacientes com linfedema consiste nas alterações de volume, sensações de peso, dor, diminuição da amplitude de movimento, alterações na pele e celulite recorrente.

História Clínica

Na história clínica do paciente deve haver o questionamento da história familiar dos pais (linfedema primário), realização de cirurgia em cadeia linfonodal (pesquisa do linfonodo sentinela e linfadenectomia [pélvica e/ou inguinal]) além de radioterapia (teleterapia e braquiterapia). Outros fatores, como cirurgias vasculares, varicosidade, história de trombose venosa profunda (TVP), doenças arteriais, malformações vasculares, lipedema, edema postural, lesões de pele e unha.

Há condições patológicas que podem causar edema nos membros inferiores que merecem atenção, como: a insuficiência cardíaca congestiva (ICC), doenças sistêmicas, insuficiência renal, cirrose hepática, hipoproteinemia, edema cíclico idiopático, angioedema hereditário, quadros psiquiátricos e eritrocianose frígida. Estas patologias geralmente apresentam edemas simétricos.

A história de etilismo deve ser considerada por causa do consumo de álcool em relação ao risco de neuropatia periférica, bem como do tabagismo para o desenvolvimento de disfunções vasculares.

Exame Físico

No exame físico, o linfedema geralmente envolve uma extremidade, raramente a área genital de forma isolada ou outra área anatômica.

Caso o paciente se queixe de edema fora dos membros ou genitália, o linfedema provavelmente não é de causa secundária. No entanto, o linfedema generalizado pode ser de origem primária, mas a presença de desequilíbrios endócrinos e eletrolíticos não deve ser descartada.

Dor

A avaliação da dor em pacientes com linfedema é rara, porém, quando presente, pode ser indício de alteração musculoesquelética secundária. A escala visual analógica bem como a de faces podem ser utilizadas.

Amplitude de movimento

O arco de movimento deverá ser analisado uma vez que o aumento de volume do segmento, membro inferior e ou genitália pode limitar a mobilidade articular de membros inferiores e impactar na deambulação.

Testes

O sinal da picada (tipo Pitt) pode estar presente no início do linfedema. Nos casos de linfedema de longa data ele pode estar ausente.

Um sinal bastante sensível e específico para o linfedema é o sinal de Stemmer. Nele, caso o examinador for incapaz de beliscar a pele no dorso do pé (sinal positivo de Stemmers), é provável que o paciente tenha linfedema. A presença de edema, inflamação e adiposidade pode reduzir a capacidade de levantar e apertar o tegumento da extremidade distal. O sinal do Stemmer é mais sensível do que específico.

Um outro sinal que pode ser evocado é o de Godet, também conhecido como Cacifo. Este exame consiste na realização de pressão na pele por um ou dois dedos em uma região com suspeita de edema. O sinal é considerado como positivo quando, após a descompressão, o tecido permanece em depressão.

Cicatriz

A presença de cicatrizes na região inguinal pode gerar danos linfáticos e causar linfedema.

Índice de Massa Corporal (IMC)

O índice de massa corporal (IMC) deve ser incluído no exame físico, visto que pacientes obesos têm risco elevado de desenvolvimento de alterações venolinfáticas (IMC > 50 risco para linfedema induzido por obesidade). Sendo assim devemos registrar o peso e altura dos pacientes.

Alterações Cutâneas
Em decorrência do caráter progressivo do linfedema, alguns pacientes podem desenvolver problemas cutâneos, como sangramento por vesículas, hiperqueratose e linforreia. É importante observar alterações na pigmentação da pele, telangiectasia e fibrose pós-radioterapia pélvica. A ulceração cutânea raramente afeta os pacientes com linfedema e deve ser sugerida para diagnósticos avançados, podendo estar associada à insuficiência venosa.

Ao avaliar um paciente com linfedema, o fisioterapeuta deve primeiro descartar outras condições que se assemelham ao inchaço das extremidades afetadas, bem como incluir uma avaliação do sistema venoso do segmento.

Métodos de Diagnóstico
Na atualidade ainda não há um padrão ouro para o diagnóstico e monitoramento da progressão do linfedema. Porém, entre os métodos mais empregados, incluem medidas de circunferência da perna, deslocamento da água, tonometria tecidual, perometria, bioimpedância, linfangiografia por ressonância magnética com contraste, linfangiografia com indocianina verde e linfocintilografia.

Perimetria ou Cirtometria
Dentre as formas objetivas de avaliação do linfedema incluem-se as diferenças na circunferência do membro em torno de 2 cm. A medição de circunferência, também conhecida como perimetria, é a técnica mais utilizada por causa do baixo custo e facilidade de execução. As medidas circunferenciais são tomadas em pontos de referência ósseas e/ou locais preestabelecidos ao longo do membro inferior. Apesar da simplicidade do método, o mesmo exige atenção por parte do fisioterapeuta como a tensão exercida na fita métrica que pode ocasionar em variações na precisão da medição (Fig. 8-5).

Volumetria
A volumetria é um dos métodos diretos para avaliação do linfedema. O exame de volumetria consiste no deslocamento de água e envolve submergir o membro afetado em um recipiente com um volume predefinido de água. A quantidade de água deslocada representa o volume total da porção do membro que está submersa. Podem-se observar diferenças no volume do membro de 200 mL ou uma alteração de volume de 5%. Entretanto, o deslocamento de água também é limitado em seu uso porque é impraticável no ambiente clínico. O dispositivo é volumoso, e é contraindicado para indivíduos com feridas abertas em decorrência do risco de infecção, além de o recipiente necessitar de higienização correta. Embora seja considerado o padrão ouro, seu uso é mais comum na pesquisa do que na prática clínica.

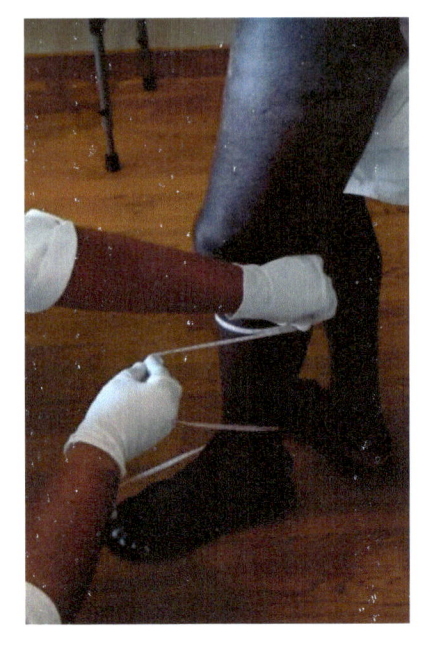

Fig. 8-5. Perimetria de membro inferior. (Fonte: arquivo do próprio autor.)

O volume do membro pode ser calculado pela fórmula do cone truncado. O volume do segmento pode ser calculado pela seguinte fórmula:

$$V = h \cdot \frac{(C^2 + c^2 + Cc)}{12\pi}$$

V = volume.
h = distância entre (C) circunferência proximal da coxa (+21 cm) e (c) distal da perna (-21 cm)
π = 3,14159.

Tonometria

A tonometria de tecido é um exame que mede a capacidade de comprimir a pele a uma profundidade específica a uma determinada força. Como dispositivo de mão, permite que cada operador aplique diferentes quantidades de pressão, o que gera um erro de introdução na medição. A tonometria apresenta limitações, pois não diferencia o que pode ser uma rigidez excessiva do tecido decorrente de fluidos ou de uma fibrose. Um dos problemas deste exame é que pode não oferecer dados volumétricos no membro afetado e/ou representar valores diferentes no tonômetro, uma vez que o linfedema apresenta vários estágios.

Linfocintilografia

A linfocintilografia é um exame utilizado com o objetivo de confirmar a suspeita de diagnóstico do linfedema, detectar locais de malformação linfática, neoplasia e de excluir outras causas de aumento do volume do membro. Este exame avalia a função e a anatomia do sistema linfático. Em caso de suspeita clínica de linfedema, a linfocintilografia pode ser usada para acompanhar a evolução de tratamentos, como, por exemplo, para avaliar medidas terapêuticas que reduzam o volume do membro com linfedema (Fig. 8-6).

Perometria

A perometria é um exame que utiliza tecnologia optoeletrônica infravermelha para detectar mudanças de volume em um membro. Ela usa 360 graus de luz infravermelha e faz medições de superfície em incrementos de 0,5 cm. O volume é então calculado a partir dessa informação. A medição é rápida e precisa, mas a máquina é volumosa e cara, dificultando seu uso em longa escala. No entanto assemelha-se às medições da fita métrica. Outra limitação está em não distinguir mudanças de volume de ganho de peso das alterações edematosas (Fig. 8-7).

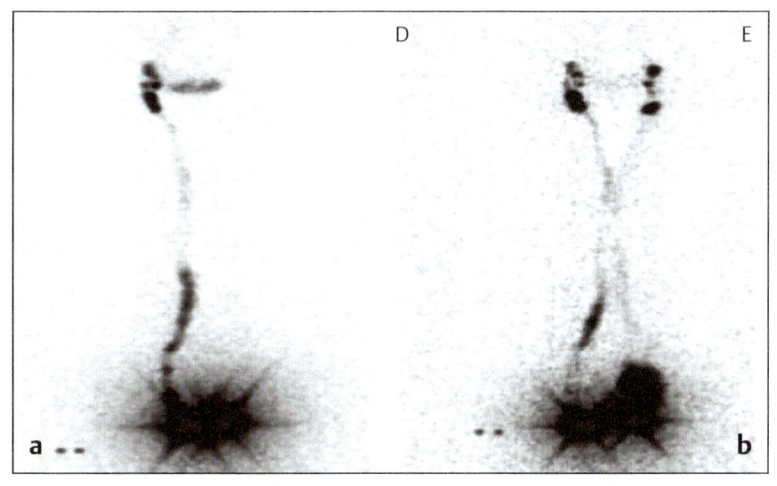

Fig. 8-6. Linfocintilografia de linfedema de membro inferior analisado em 20 min (**a**) e 2 horas (**b**). (Fonte: Kafejian-Haddad et al., 2005.)

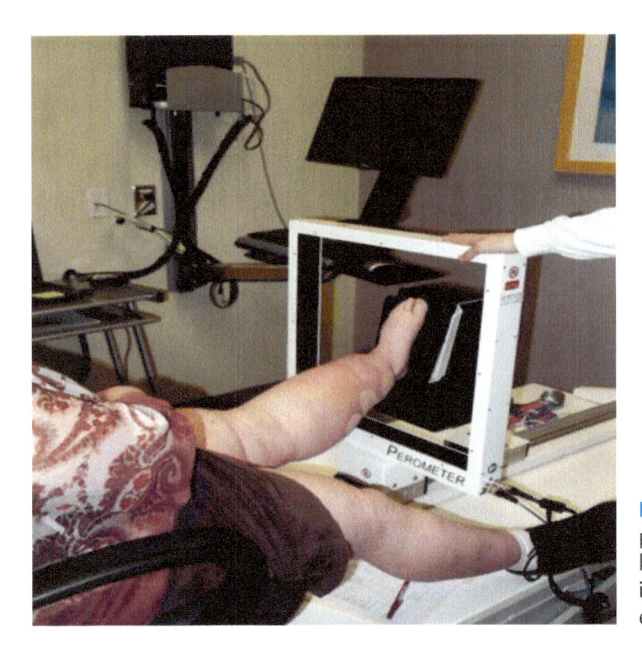

Fig. 8-7. Perômetro para avaliação de linfedema de membro inferior. (Fonte: Garza et al., 2017.)

Espectroscopia de Bioimpedância

A espectroscopia de bioimpedância (L-Dex) é um exame que usa o princípio da resistência à corrente elétrica para detectar a presença de fluido intersticial ao longo do tempo. À medida que o linfedema se agrava e o líquido se acumula no tecido, a resistência à corrente elétrica diminui com o tempo. Entretanto a bioimpedância não considera a mudança na composição do tecido que acompanha a progressão do linfedema e do tecido fibrótico que pode aumentar falsamente a resistência, dando a aparência de resposta ao tratamento, apesar da piora do linfedema. Outro dado de limitação ao diagnóstico quando o linfedema é bilateral e não ter uma medida de controle em segmento contralateral.

Linfangiografia por Ressonância Magnética

A linfangiografia por ressonância magnética com contraste envolve uma injeção intersticial de contraste e imagens de ressonância magnética ponderada em T1 de contraste no sistema linfático. Por causa do pequeno tamanho das moléculas de contraste, a captação no sistema vascular local pode confundir a interpretação da imagem. A adição de uma injeção intravenosa de corante ao exame e a utilização de métodos de subtração podem auxiliar na diferenciação entre os canais linfáticos e os vasos sanguíneos. Embora esses estudos

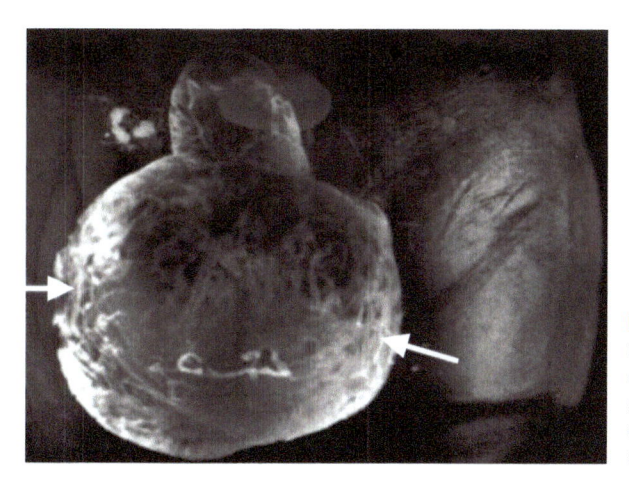

Fig. 8-8. Ressonância magnética escrotal com linfedema secundário de escroto e pênis. (Fonte: Lu et al., 2016.)

de imagem forneçam excelentes visões dos vasos linfáticos, a natureza invasiva, a exposição ao contraste e os custos dos longos estudos de imagem tornam esse método menos viável para rastrear a doença linfática ao longo do tempo (Fig. 8-8).

Linfangiografia com Indocianina Verde
A linfangiografia com indocianina verde (ICG) envolve a injeção de um agente de contraste no líquido intersticial e, em seguida, o monitoramento do fluxo de corante ligado à proteína nos canais linfáticos superficiais abaixo da derme. O exame utiliza câmeras infravermelhas próximas para detectar a fluorescência de moléculas ICG excitadas ligadas a proteínas. Este exame possibilita a visualização em tempo real do fluxo linfático sem exposição à radiação. O procedimento tem sido utilizado por cirurgiões no planejamento de opções cirúrgicas para o linfedema, planejamento intraoperatório principalmente nos casos de anastomoses linfovenosas. A linfangiografia decorrente de sua precisão torna-se um exame promissor e preditivo para avaliar a previsão e prognóstico de progressão do linfedema subclínico. Outra abordagem é sua utilização por fisioterapeutas que realizam drenagem linfática manual como método de orientação para execução desta terapêutica (Fig. 8-9).

Tratamento do Linfedema
O tratamento do Linfedema consiste em várias abordagens que vão desde o tratamento conservador, farmacológico e comportamental (medidas educativas) que dependerá da fase clínica e etiologia do linfedema ao diagnóstico (Fig. 8-10).

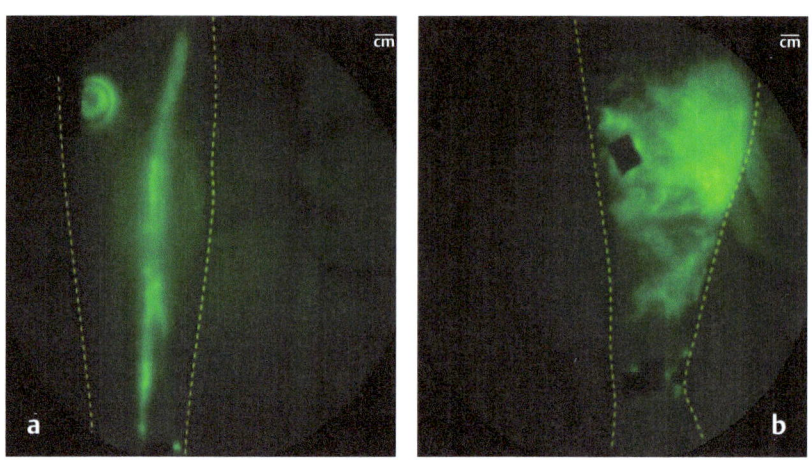

Fig. 8-9. (a, b) Linfangiografia com indocianina verde. (Fonte: Shaitelman et al., 2015.)

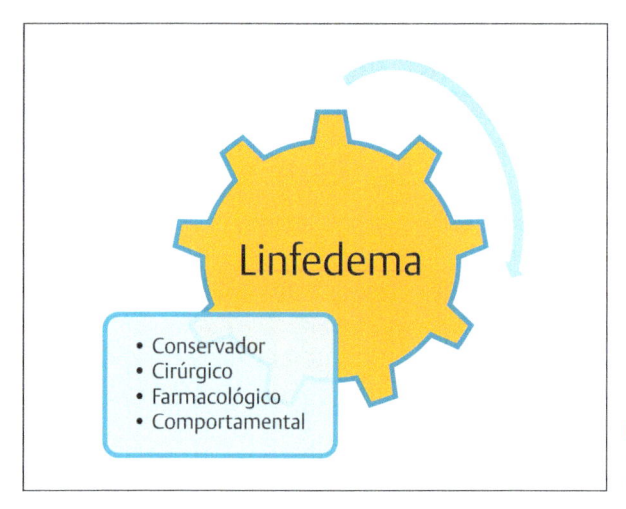

Fig. 8-10. Abordagens do tratamento do linfedema.

O tratamento conservador do linfedema consiste em terapias multimodais que incluem a drenagem linfática manual, exercícios miolinfocinéticos, terapia por compressão externa, terapia física complexa, terapia por pressão intermitente, *linfotaping* (*taping* linfático), método Godoy, bem como uso de recursos terapêuticos tecnológicos, como a terapia por ondas de choque (TOC), plataforma vibratória, endermologia e *laser* de baixa potência.

A literatura cita procedimentos cirúrgicos para tratamento de linfedema com o objetivo de redução de volume, melhora na sintomatologia e redução das morbidades, incluindo infecções recorrentes. As principais cirurgias citadas incluem as de anastomose linfático-venosa/*bypass*, transplante linfonodal, *debulking*/excisão, lipoaspiração, procedimento de Charles, Homas-Miller. Os procedimentos cirúrgicos devem ser precedidos da terapia física complexa como medida de redução das comorbidades e do controle e estabilização do linfedema no pré e pós-operatório.

Cuidados com a Pele
Os cuidados com a pele representam um dos elementos essenciais no tratamento do linfedema. Compreendem a inspeção, higienização e hidratação da pele. Outras medidas como evitar lesões cutâneas, tipo arranhões, rupturas e queimaduras a fim de prevenir lesões cutâneas e/ou fúngicas, infecciosas que possam progredir para um quadro de linfangite e celulite. As medidas de cuidados com a pele deverão ser adotadas em todas as fases do tratamento.

Compressão Elástica e Inelástica
Consiste na aplicação de uma força em uma área da superfície corporal, neste caso em membros inferiores ou genitália através de uma compressão elástica ou não elástica (inelástica). A terapia por compressão em relação ao material utilizado segue princípios de grau de elasticidade, umidade, permanência e finalidade. Esta modalidade de tratamento para linfedema utiliza ataduras de baixa compressão e curta distensão com o objetivo de proporcionar pressão de repouso baixa e pressão de trabalho em movimento adequadamente alto, cuja elasticidade atinge cerca de 30 a 70%. A compressão segue princípios de pressão, compressão, modos compressivos, tipos compressivos, força compressiva, elasticidade e extensibilidade.

Entretanto a pressão pode ser exercida não somente por ataduras, como também por meias de compressão ou acessórios (vestimentas) de compressão.

Em relação às ações fisiológicas da terapia de compressão, elas podem ocorrer por pressão de repouso e de trabalho. A compressão de repouso e trabalho potencializam:

- Reduzir o edema.
- Diminuir o volume do sistema venoso superficial e o diâmetro da veia dilatada.
- Restaurar temporariamente a competência valvular.
- Estreitar as veias do sistema profundo, impedindo o refluxo das perfurantes incompetentes.
- Aumentar a velocidade do fluxo (veias profundas e superficiais).

Entretanto devemos ter cautela com a utilização da compressão principalmente para não causarem dor, isquemia, alergia cutânea, lesões de decúbito, efeito liga e constrições.

Em relação à compressão terapêutica as ataduras e/ou bandagens podem ser elásticas, inelásticas (circaid, readwrap, meia de gorgorão), compressão mecânica (pressoterapia), compressão elástica (meia compressiva) (Fig. 8-11). Durante as fases iniciais do tratamento do linfedema, incluindo a terapia física complexa ou descongestiva, a sua utilização será diária com o objetivo de reduzir o volume do membro até que a redução máxima do volume do membro tenha sido alcançada.

Tais dispositivos têm como principais objetivos o incremento do fluido intersticial, exercer pressão sobre capilares sanguíneos (filtração), proporcionar uma maior efetividade muscular junto aos capilares venosos e linfáticos, reduzir o refluxo linfático por insuficiência dos linfângios e favorecer a redução da fibrose linfoestática. No entanto não se pode determinar a melhor terapêutica por causa das características pessoais e populacionais dos pacientes sobre o melhor protocolo e tempo de duração do tratamento.

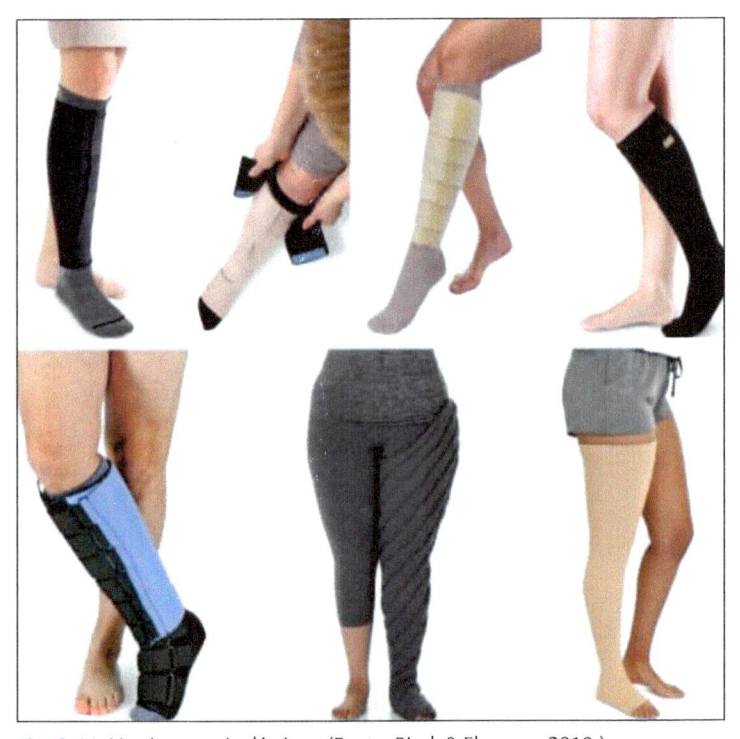

Fig. 8-11. Vestimentas inelásticas. (Fonte: Bjork & Ehmann, 2019.)

Drenagem Linfática Manual (DLM)

A drenagem linfática é um método de massagem que pode ser definido como uma ativação manual do líquido intersticial através de canais pré-linfáticos, linfáticos e vasos linfáticos. Os principais métodos envolvem as técnicas de Vodder, Leduc e Foldi. Esses autores baseiam seu uso na existência de vasos linfáticos maiores que contornam os linfonodos. Além disso, a DLM desenvolve rotas secundárias (colaterais, anastomoses linfovenosas, anastomoses linfoinflamatórias) e estimula a contração do linfângio. A técnica busca o descongestionamento inicial das áreas íntegras e saudáveis e permite que o edema linfático passe por coletores linfáticos residuais e canais linfáticos do membro afetado para as áreas próximas.

A drenagem linfática manual (DLM) é uma técnica que envolve movimentos de massagem circulares lentos, leves e repetitivos, executados em uma sequência específica para eliminar a congestão proximal e redirecionar o fluido para leitos, favorecendo os caminhos linfáticos com capacidade de absorver o volume extra (Fig. 8-12). Os principais efeitos da DLM incluem:

- Ação sobre vasos linfáticos.
- Relaxamento de fibras musculares estriadas.
- Relaxamento das fibras lisas.
- Ativação do SNA.
- Estimulação da reabsorção do líquido intersticial.

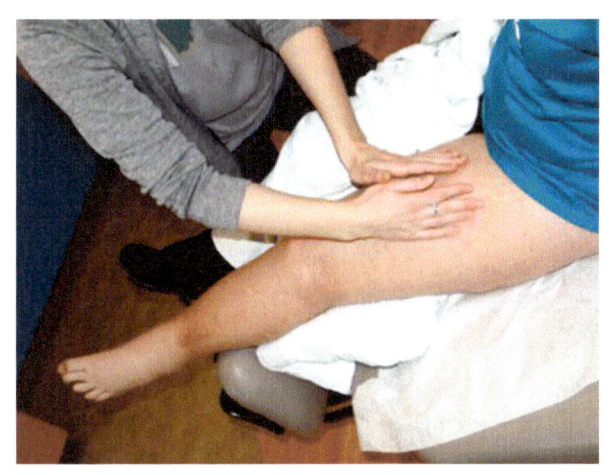

Fig. 8-12. Drenagem linfática manual de membro inferior. (Fonte: Garza et al., 2017.)

- Favorece a angiolinfomotricidade.
- Redução de edemas.

Em relação a contraindicações os quadros infecciosos, como erisipelas, linfangites, linforreia, trombose venosa profunda (aguda), flebites, edemas por congestão de origem cardiogênica, devem ser considerados.

Exercícios Miolinfocinéticos

Os exercícios para linfedema serão denominados de miolinfocinéticos. Os exercícios miolinfocinéticos objetivam a amplitude articular, contração muscular, aumento do fluxo linfático pelos canais íntegros e estímulo de formação de colaterais e capilares, potencializando o retorno venoso, pela maior ação da bomba muscular e aumento do fluxo sanguíneo da veia poplítea por meio de flexão e extensão plantar ativa.

Os exercícios respiratórios devem ser incluídos por estimularem a linfa via ducto torácico durante a expiração por causa da mudança do gradiente de pressão da região toracoabdominal.

O programa de exercícios será de acordo com as características pessoais e de estilo de vida do paciente. Os exercícios podem incluir os ativos-livres, respiratórios, aeróbicos, proprioceptivos, resistidos com carga progressiva e aquáticos. Além disso, o fisioterapeuta deve se ater à locomoção do paciente, buscando realizar treinos de marcha e equilíbrio, uma vez que, por causa do peso do membro, podem acionar inadequadamente as bombas musculares, prejudicar as articulações do membro contralateral e induzir a dores articulares nos membros inferiores e na região lombar.

O exercício deve ser realizado com supervisão adequada, para ser seguro e não aumentar o risco de linfedema ou exacerbação dos sintomas.

No entanto, a maioria dos estudos sobre essa questão foi realizada em populações de sobreviventes de câncer de mama, e as evidências sobre o linfedema de membros inferiores permanecem limitadas.

- Exercícios:
  - Cinesioterapia dos MMII.
    - Bomba intrínseca.
    - Sentido centrípeto da circulação.
    - Estímulo sobre vasos linfáticos, coletores e capilares.
  - Respiratório.
    - Estimulação da linfa sobre via ducto torácico na expiração.

Terapia Física Complexa

O tratamento padrão ouro recomendado pela sociedade internacional de linfologia para o linfedema é a Terapia Física Complexa (TFC). A TFC para membros inferiores, inclui a técnica de drenagem linfática manual, cuidados com a pele, enfaixamento compressivo inelástico ou contensão elástica, pressoterapia, cinesioterapia e autodrenagem (Figs. 8-13 e 8-14). No caso de edema da genitália masculina, a TFC envolve a drenagem linfática manual, elevação escrotal com suporte tipo esportivo, exercícios físicos e cuidados com a pele. Entretanto grandes volumes requerem enfaixamento do membro e posteriormente adaptação do suporte para bolsa escrotal.

A TFC consiste em duas fases: a primeira, de redução, e a segunda, de manutenção do linfedema. A segunda fase, que é a manutenção em longo prazo do volume, inclui cuidados com a pele, exercícios, terapia de compressão, automassagem linfática e, em alguns pacientes, drenagem linfática mecânica (pneumática). As meias de compressão graduadas são frequentemente usadas na segunda fase para manter a redução do linfedema em longo prazo. Existem evidências de que as meias de alta compressão (30-40 mmHg) são eficazes. Geralmente, o nível mais alto de compressão (20-60 mmHg) que o

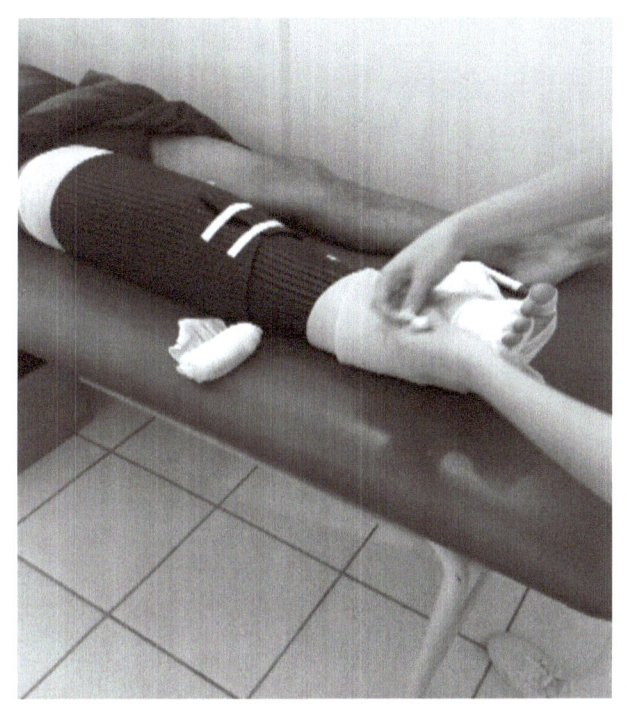

Fig. 8-13. Demonstração de enfaixamento de membro inferior. (Fonte: imagem cedida do arquivo da Dra. Larissa Campanholi.)

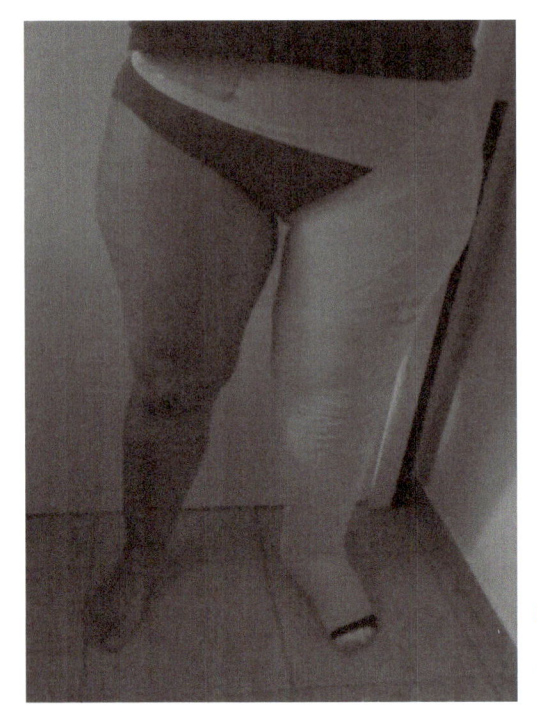

Fig. 8-14. Enfaixamento compressivo de membro inferior. (Fonte: arquivo da autora.)

paciente possa tolerar é o mais benéfico (Fig. 8-15). Entretanto compressões menores podem ser usadas para linfedemas mais brandos e iniciais (fase I).

- Tratamento Intensivo:
  - Cuidados com a pele.
  - Drenagem linfática manual.
  - Pressoterapia.
  - Enfaixamento compressivo.
  - Exercícios miolinfocinéticos.
- Tratamento de manutenção.
  - Cuidados com a pele.
  - Meia ou malha compressiva.
  - Exercícios miolinfocinéticos.

As estratégias de gerenciamento de autocuidado em curto e longo prazos que chamaremos de *follow-up* ou acompanhamento do linfedema.

O tratamento deve-se iniciar o mais precoce possível haja vista que o linfedema instalado e não tratado apresenta evolução progressiva, repercutindo na qualidade de vida de seu portador, além de alterações físicas, psíquicas, sociais, sexuais e comportamentais.

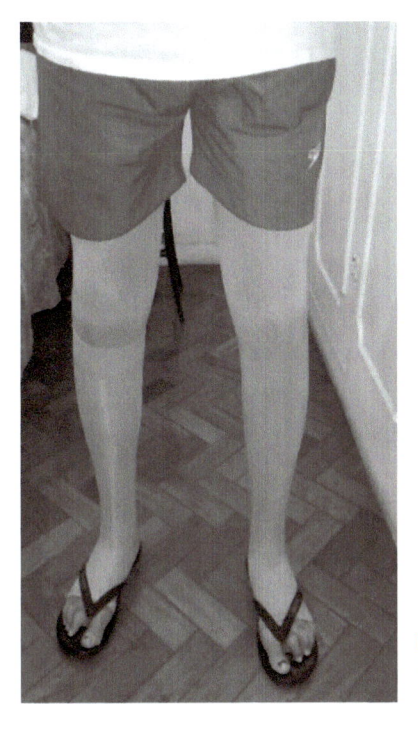

Fig. 8-15. Meia compressiva para membros inferiores em fase de manutenção. (Fonte: arquivo da própria autora.)

Linfotape

O uso do *tape* para o sistema linfático (linfotape) é um método desenvolvido pelo Dr. Kenzo Kase que utiliza fitas adesivas que possibilitam a promoção de trocas de pressão entre a camada mais superficial da epiderme com a derme, a hipoderme e a fáscia superficial que leva à abertura e ao fechamento dos vasos linfáticos e sanguíneos por causa de seus diversos filamentos aderidos às camadas superficiais da pele.

A circulação da linfa nos vasos linfáticos é facilitada graças à pressão reduzida proporcionada pela fita aplicada. Na técnica linfática, as fitas são aplicadas em várias direções, de forma espiral ou cruzada (Figs. 8-16). Os efeitos promovidos pelo *tape* incluem:

- Incremento a função linfovenosa.
- Melhora da função muscular.
- Alívio da dor.
- Ação proprioceptiva.
- Estimulação dos filamentos de ancoragem (vaso linfático).
- Descongestionamento intersticial.
- Redução de edema.

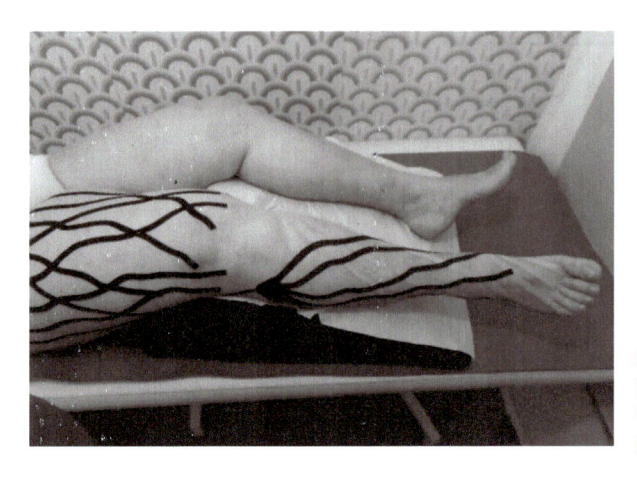

Fig. 8-16. *Linfotape* para membro inferior. (Fonte: arquivo do próprio autor.)

Laser

O *laser* é um raio de luz monocromatizado com coerência e colimação. É produzido pela emissão de um grande número de fótons idênticos usando uma matéria de energia apropriada. Logo após sua produção, a radiação pode ser refletida em uma superfície ou penetrar nos tecidos, dependendo do seu comprimento de onda, da natureza do tecido, do ângulo de superfície e do local de incidência. Sua aplicação é utilizada por seu efeito anti-inflamatório, sua ação analgésica e regenerativa. O *laser* pode promover a inibição da prostaglandina, a formação de novos vasos sanguíneos e também normalizar a atividade da membrana celular, a regeneração de fibras nervosas e vasos linfáticos, acelerar os processos de cicatrização com estimulação de fibroblastos, estimular a linfangiogênese, atividade da linfa, do movimento linfático, dos macrófagos e do sistema imunológico e, finalmente, reduzir a fibrose. Desta forma os principais efeitos listados para uso com finalidade de estimulação do sistema linfático consiste nos princípios de:

- Estímulo da linfangiogênese e da motilidade linfática.
- Redução da fibrose linfoestática e do volume.

Medidas Educativas e Preventivas no Linfedema

Os pacientes com câncer urológico que estão em risco de desenvolver linfedema devem manter cuidados diários que envolvem evitar punções sanguíneas intravenosas em região inguinal e em membros inferiores, colocação de cateteres intravenosos (região inguinal/femoral) no membro em risco. Além disso, deverá manter cuidados com a pele, evitar infecções oportunistas, lesões de pele e ganho de peso.

As medidas educativas do linfedema incluem: cuidados com a pele, exercícios linfomiocinéticos, malha compressiva ou vestimenta para linfedema, quando indicada, roupas e sapatos confortáveis que devem ser seguidos, valorizados pelo paciente e equipe de saúde.

Além disso, viagens aéreas sem o uso de roupas de compressão não mostraram colocar pacientes em risco de desenvolver linfedema, a correlação está em relação à trombose venosa profunda, vinculada a longas viagens e à baixa mobilidade de membros inferiores.

Mas os profissionais devem ter cautela quanto às orientações fornecidas pois podem se tornar confusas e difíceis de serem executadas e/ou gerenciadas pelos pacientes. A dificuldade de realizar estas práticas está relacionada com sua manutenção ao longo da vida. O certo é que ainda não há evidências sobre tais cuidados influenciam no aparecimento do linfedema e que por vezes causam ansiedade nos pacientes.

Este capítulo nos trouxe um olhar sobre o linfedema em pacientes urológicos. Esta entidade clínica requer avaliação e um acompanhamento além da observância da qualidade de vida e bem-estar dos pacientes. À medida que há o progresso de utilização de novas tecnologias, aumenta-se a capacidade de identificação precoce dos pacientes com maior risco de desenvolver linfedema e do direcionamento para um tratamento adequado. Além dos avanços para o diagnóstico do linfedema, há o desejo de novas abordagens que ofereçam resolutividade, estabilidade e menor custo.

LEITURAS SUGERIDAS

Badger C, Preston N, Seers K, Mortimer P. Physical therapies for reducing and controlling lymphoedema of the limbs. Cochrane Database Syst Rev. 2004;18(4):CD003141.

Bjork R, Ehmann S. STRIDE. Professional Guide to Compression Garment Selection for the Lower Extremity. J Wound Care. 2019;28(Sup6a):1-44.

Brandão ML, Soares HPS, Andrade MA, Faria ALSC, Pires RS. Eficácia da terapia complexa descongestiva para linfedema nos membros inferiores: revisão sistemática. J Vasc Bras. 2020;19:e20190074.

Breslin JW. Mechanical forces and mechanics transport. Microvasc Res. 2014;96:46-54.

Brigidio PAF, Godoyb JMP, Pinto RL, Guimarães TD, Godoy MFG. Redução do volume do linfedema de membro inferior com drenagem linfática mecânica com RAGodoy® avaliado pela bioimpedância. Angiol Cir Vasc. 2013;9(4):154-157.

Cemal Y, Jewell S, Albornoz CR, Pusic A, Mehrara BJ. Systematic review of quality of life and patient reported outcomes in patients with oncologic related lower extremity lymphedema. Lymphat Res Biol. 2013;11(1):14-9.

Dionne A, Goulet S, Leone M, Comtois AS. Aquatic Exercise Training Outcomes on Functional Capacity, Quality of Life, and Lower Limb Lymphedema: Pilot Study. J Altern Complement Med. 2018;24(9-10):1007-1009.

Garza R 3rd, Skoracki R, Hock K, Povoski SP. A comprehensive overview on the surgical management of secondary lymphedema of the upper and lower extremities related to prior oncologic therapies. BMC Cancer. 2017;17(1):468.

Greene AK, Goss JA. Diagnosis and Staging of Lymphedema. Semin Plast Surg. 2018;32(1):12-16.

Kafejian-Haddad AP, Garcia AP, Mitev AG, Reis A, Kassab C, Centofanti G, et al. Avaliação linfocintilográfica dos linfedemas dos membros inferiores: correlação com achados clínicos em 34 pacientes. J Vasc Bras. 2005;4(3):283-289.

Lawenda BD, Mondry TE, Johnstone PA. Lymphedema: a primer on the identification and management of a chronic condition in oncologic treatment. CA Cancer J Clin. 2009;59(1):8-24.

Lawrance S. Innovations in the management of chronic oedema. Chronic Oedema, 2009;14(Sup2):14-21.

Lemos TV, Kase K, Dias EM. Kinesiotaping. Introdução ao Método e Aplicações Musculares. 3. ed. São Paulo: Editora Andreoli; 2015. p. 142.

Lim CS, Davies AH. Graduated compression stockings. CMAJ. 2014;186(10):E391-E398.

Lu Q, Jiang Z, Zhao Z, Wu L, Wu G, Suo S, et al. Assessment of The Lymphatic System of the Genitalia Using Magnetic Resonance Lymphography Before and After Treatment of Male Genital Lymphedema. Medicine (Baltimore). 2016;95(21):e3755.

Oremus M, Dayes I, Walker K, Raina P. Systematic review: conservative treatments for secondary lymphedema. BMC Cancer. 2012;12:6.

Ornellas AA. Linfadenectomia inguinal e pélvica. In: Nardi AC, Nardozza Jr A, Bezerra AC, Fonseca CEC, Truzzi JC, Rios LAS, et al (Eds.). Urologia Brasil. São Paulo: Planmark; 2013. p. 1234-46.

Pop TB, Karczmarek-Borowska B, Tymczak M, Hałas I, Banaś J. The influence of Kinesiology Taping on the reduction of lymphoedema among women after mastectomy - preliminary study. Contemp Oncol (Pozn). 2014;18(2):124-9.

Reich-Schupke S, Stücker M. Round-knit or flat-knit compression garments for maintenance therapy of lymphedema of the leg? - Review of the literature and technical data. J Dtsch Dermatol Ges. 2019;17(8):775-784.

Rezende L, Lenzi J. Eletrotermofototerapia em Oncologia: da evidência à prática clínica. 1. ed. Rio de Janeiro: Editora Thieme Revinter; 2020p. 312.

Roman MM, Barbieux R, Nogaret JM, Bourgeois P. Use of lymphoscintigraphy to differentiate primary versus secondary lower extremity lymphedema after surgical lymphadenectomy: a retrospective analysis. World J Surg Oncol. 2018;16(1):75.

Shaitelman SF, Cromwell KD, Rasmussen JC, Stout NL, Armer JM, Lasinski BB, Cormier JN. Recent progress in the treatment and prevention of cancer-related lymphedema. CA Cancer J Clin. 2015 Jan;65(1):55-81.

Zaleska M, Olszewski WL, Jain P, Gogia S, Rekha A, Mishra S, et al. Pressures and timing of intermittent pneumatic compression devices for efficient tissue fluid and lymph flow in limbs with lymphedema. Lymphat Res Biol. 2013;11(4):227-32.

CUIDADOS PALIATIVOS

Danielle de Mello Florentino

A OMS (2002) definiu Cuidados Paliativos como uma assistência promovida por uma equipe multidisciplinar, que objetiva a melhoria da qualidade de vida do paciente e de seus familiares, diante de uma doença que ameace a vida, por meio da prevenção e alívio do sofrimento, da identificação precoce, avaliação impecável e tratamento de dor e demais sintomas físicos, sociais, psicológicos e espirituais.

Os Cuidados Paliativos são regidos por diretrizes e princípios que seguem recomendações para fisioterapeutas e demais membros de equipe multidisciplinar:

- Promover do alívio da dor e de outros sintomas debilitantes e estressantes.
- Reafirmar vida e a morte como processos naturais.
- Integrar os aspectos psicológicos, sociais e espirituais ao aspecto clínico de cuidado do paciente.
- Não apressar ou adiar a morte.
- Oferecer um sistema de apoio para ajudar a família a lidar com a doença do paciente em seu próprio ambiente.
- Oferecer um sistema de suporte para ajudar os pacientes a viverem o mais ativamente possível até a sua morte.
- Usar uma abordagem interdisciplinar para acessar necessidades clínicas e psicossociais dos pacientes e suas famílias, incluindo aconselhamento e suporte ao luto.

O fisioterapeuta que atua em Cuidados Paliativos deve ter a percepção de estratégias que incluem a facilitação da adaptação de perdas que acompanham a doença avançada, a condução de resolução de assuntos inacabados, para que o processo de morrer ocorra de forma digna com mínimo de sofrimento.

POLÍTICAS PÚBLICAS SOBRE CUIDADOS PALIATIVOS NO BRASIL

A Portaria GM/MS nº 3.535, de 02 de setembro de 1998, estabelece critérios gerais e específicos para o cadastramento de Centros de Alta Complexidade em Oncologia – CACON. A prestação da assistência ao paciente deve abranger sete modalidades integradas: diagnóstico; cirurgia oncológica; oncologia clínica; radioterapia; medidas de suporte; reabilitação e cuidados paliativos.

Mais recentemente foi criada a Política Nacional para a Prevenção e Controle do Câncer na Rede de Atenção à Saúde das Pessoas com Doenças Crônicas no âmbito do Sistema Único de Saúde (SUS), pela Portaria GM/MS nº 874, de 16 de maio de 2013, revogando a anterior (Portaria Nº 2.439/GM – Política Nacional de Atenção Oncológica). No que se refere aos Cuidados Paliativos, como princípios e diretrizes, esta política normatiza a oferta e orientação técnica com assistência ambulatorial, internação e assistência domiciliar, incluindo o controle da dor.

No ano de 2018, a diretriz determina o direito e acesso a cuidados paliativos em todo território brasileiro em todos os níveis de assistência em ambas as esferas público-privada.

A respeito do exercício profissional de fisioterapeutas, a resolução do COFFITO nº 10 de 03/07/78, no capítulo II art. 7º, estão explícitos, como dever profissional, o zelo e os preceitos da ética profissional, o respeito à vida humana desde a concepção até a morte, a prestação de assistência, respeitando a dignidade e os direitos da pessoa humana, a utilização de todos os conhecimentos técnicos e científicos, respeito ao natural pudor e intimidade, bem como o respeito do direito de decisão da pessoa de seu bem-estar e a informação sobre seu diagnóstico e prognóstico fisioterapêutico.

A progressão de doenças crônicas, longevidade e a estrutura de uma rede familiar impactam o sistema de saúde à medida que a necessidade de abordagem e cuidados a estes pacientes aumenta. Neste patamar Cuidados Paliativos tornam-se uma necessidade para a gestão e de atendimentos para a população.

O adoecimento precede de agravos de sintomas físico-psíquicos que impactam as esferas social e econômica, e os Cuidados Paliativos buscam minimizar os sintomas durante todo o processo, incluindo os estádios avançados e a finitude.

FISIOTERAPIA E EQUIPE MULTIDISCIPLINAR EM CUIDADOS PALIATIVOS

No seu caráter filosófico, a abordagem paliativista é centrada no binômio paciente-família, na construção conjunta de promoção do seu bem-estar e qualidade de vida. A prevenção, controle e reabilitação são aspectos fundamentais dos cuidados paliativos. Antecipar possíveis complicações é da responsabilidade de todos os profissionais envolvidos, implementando medidas necessárias e aconselhando a educação continuada junto aos pacientes, familiares e cuidadores, a fim de evitar sofrimentos desnecessários.

Na esfera do cuidado e atendimento a pacientes em cuidados paliativos, amplia-se o olhar ao ser humano com atenção a fatores que possam levar ao sofrimento a partir de uma intervenção holística e global que impulsionem a altivez dos pacientes em acompanhamento.

O fisioterapeuta paliativista norteia suas ações e decisões em conjunto com paciente e família a partir da reafirmação da vida, do processo natural do morrer e do alívio de sintomas. O respeito a valores pessoais, espirituais e escuta tornam-se essenciais para a vida do paciente. O fisioterapeuta vivencia um aprendizado contínuo de respeito às condições humanas não apenas do paciente, mas de sua própria fragilidade psíquica a este tipo de assistência.

A fisioterapia no tratamento paliativo desempenha um papel ativo de promover o controle de sintomas, maximização de capacidades funcionais residuais, educar e orientar ao trinômio paciente-família-cuidador. A fisioterapia centra-se na identificação e potencialização da qualidade de vida.

O alívio do sofrimento é a chave para este tipo de cuidado, tendo como base minimizar os sintomas durante todo o processo, principalmente nos estádios mais avançados da doença.

Deste modo podemos considerar como princípios e metas da fisioterapia em cuidados paliativos:

- Reduzir a dependência.
- Apoiar a formação de cuidadores e familiares em seu trabalho.
- Prevenir a deterioração funcional.
- Recuperar a autonomia pessoal e de outros males específicos.
- Manter e/ou a melhorar a mobilidade articular e a função muscular.
- Prevenir e amenizar complicações respiratórias, dolorosas, urinárias, gastrointestinais, imobilidade, linfáticas e fadiga.

AVALIAÇÃO EM CUIDADOS PALIATIVOS

A fisioterapia presta cuidados a indivíduos e populações de forma a desenvolver, manter e restituir o máximo de movimento e capacidade funcional ao longo do ciclo de vida. Incluindo-se a prestação de serviços em circunstâncias onde o movimento e a função estão comprometidos pelo envelhecimento, lesão, doença ou fatores ambientais. O fisioterapeuta deve em sua prática reconhecer a importância da promoção das atividades de vida diária junto ao paciente. Deste modo, na avaliação fisioterapêutica, deve ser capaz de identificar os objetivos concretos das intervenções propostas, respeitando as necessidades do paciente e não restringindo as suas ações de dependência e limitação de autonomia.

A intervenção da fisioterapia não pode ser reduzida à aplicação de um conjunto de técnicas por si só consideradas, mas também na relação de cooperação estabelecida com o paciente. Este reforço e alargamento da função do fisioterapeuta implicam no seu reconhecimento da sua autonomia como profissional e da sua efetiva competência para a avaliação, reavaliação, planejamento e execução de programas específicos.

A prática de um bom cuidado exige a observação e atitudes que são mediadas por princípios: o controle de sintomas; o conhecimento da história de vida do paciente e não apenas de sua doença; a comunicação de notícias difíceis junto ao paciente-família de forma que as tomadas de decisões sejam assertivas com o intuito de promoção da qualidade de vida junto a uma equipe multidisciplinar.

O papel da fisioterapia, segundo o *guidelines* da *Chartered Society of Physiotherapy* de 2009, tem como objetivo: melhorar a qualidade de vida; aliviar a dor e promover o conforto e o bem-estar; aliviar sintomas comuns em doenças oncológicas (fraqueza muscular, rigidez, fibrose, linfedema, fadiga e dor); facilitar o controle respiratório, prevenindo infecções respiratórias; aconselhar sobre posicionamento, alívio de pontos de pressão e de relaxamento; apoiar e tratar na fase terminal; contribuir para o planejamento da alta hospitalar; estabelecer objetivos realistas no tratamento e de acompanhamento.

INSTRUMENTOS DE AVALIAÇÃO COMUNS EM CUIDADOS PALIATIVOS

A avaliação da funcionalidade e de outros sintomas em cuidados paliativos podem ser mensurados a partir de escalas e instrumentos.

Escala de Edmonton (*Edmonton Symptom Assessment System*) – ESAS

A ESAS é uma escala de avaliação que utiliza indicadores numéricos e visuais de sintomas físicos e psicológicos, comumente encontrados em pacientes oncológicos. Este instrumento tem o intuito de mensurar a qualidade de vida de pacientes em cuidados paliativos, a severidade de sintomas, como dor, cansaço, náusea, depressão, ansiedade, sonolência, apetite, bem-estar e falta de ar.

A pontuação varia de zero a dez, onde zero representa ausência do sintoma, e dez o maior sintoma. O preenchimento pode ser feito pelo próprio paciente, cuidador, família e profissional de saúde cuja utilização tange do ambiente domiciliar ao hospitalar, sendo sensível em diferentes contextos do cuidado conforme a Tabela 9-1.

Tabela 9-1. *Edmonton Symptom Assessment System* para Uso em Cuidados Paliativos

Escala de Avaliação de Sintomas de Edmonton (ESAS-r)		
Por favor, circule o número que melhor descreve como você está se sentindo agora		
Sem dor	0 1 2 3 4 5 6 7 8 9 10	Pior Dor Possível
Sem Cansaço Cansaço = falta de energia	0 1 2 3 4 5 6 7 8 9 10	Pior Cansaço Possível
Sem Sonolência Sonolência = sentir-se com sono	0 1 2 3 4 5 6 7 8 9 10	Pior Sonolência Possível
Sem Náusea	0 1 2 3 4 5 6 7 8 9 10	Pior Náusea Possível
Com Apetite	0 1 2 3 4 5 6 7 8 9 10	Pior Falta de Apetite Possível
Sem Falta de Ar	0 1 2 3 4 5 6 7 8 9 10	Pior Falta de Ar Possível
Sem Depressão Depressão = sentir-se triste	0 1 2 3 4 5 6 7 8 9 10	Pior Depressão Possível
Sem Ansiedade Ansiedade = sentir-se nervoso	0 1 2 3 4 5 6 7 8 9 10	Pior Ansiedade Possível
Com Bem-Estar Bem-Estar/Mal-Estar = como você se sente em geral	0 1 2 3 4 5 6 7 8 9 10	Pior Mal-Estar Possível
Sem _____ Outro problema (por exemplo, prisão de ventre)	0 1 2 3 4 5 6 7 8 9 10	Pior _____ Possível

Fonte: Monteiro et al. Rev Gaúcha Enferm. 2013;34(2):163-171.

Palliative Performance Scale (PPS)

A escala de PPS é um instrumento de medida que avalia o estado funcional para pacientes em cuidados paliativos que foi desenvolvido no Canadá pelo grupo de Anderson. Esta escala é uma modificação da escala de Karnofsky associada a cinco domínios: deambulação, atividade de evidência de doença, autocuidado, ingesta e nível de consciência e subdividido em onze níveis de 0 a 100%, conforme a Tabela 9-2.

Tabela 9-2. Escala de Desempenho em Cuidados Paliativos (PPS – *Palliative Performance Scale*)

%	Deambulação	Atividade e evidência de doença	Autocuidado	Ingestão	Nível de consciência
100	Completa	Normal, sem evidência de doença	Completo	Normal	Completo
90	Completa	Normal, alguma evidência de doença	Completo	Normal	Completo
80	Completa	Com esforço, alguma evidência de doença	Completo	Normal	Completo
70	Reduzida	Incapaz para o trabalho, alguma evidência de doença	Completo	Normal ou reduzida	Completo
60	Reduzida	Incapaz de realizar *hobbies*, doença significativa	Assistência ocasional	Normal ou reduzida	Completo ou com períodos de confusão
50	Sentado ou deitado	Incapacitado para qualquer trabalho, doença extensa	Assistência considerável	Normal ou reduzida	Completo ou com períodos de confusão
40	Acamado	*Idem*	Assistência quase completa	Normal ou reduzida	Completo ou com períodos de confusão
30	Acamado	*Idem*	Dependência completa	Reduzida	Completo ou com períodos de confusão
20	Acamado	*Idem*	*Idem*	Ingestão limitadas a colheradas	Completo ou com períodos de confusão
10	Acamado	*Idem*	*Idem*	Cuidados com a boca	Confuso ou coma
0	Morte	-	-	-	-

Fonte: Victoria Hospice Society. J Pall Care. 1996;9(4):26-32. Tradução livre de Maria Goretti Maciel/ Ricardo Tavares de Carvalho.

Karnofsky Performance Status (KPS) e Eastern Cooperative Oncology Group Performance Status (ECOG/PS)

A escala de Karnofsky é amplamente utilizada para avaliar o estado funcional (*status* funcional) de um paciente. Esta escala foi introduzida por David A. Karnofsky e Joseph H. Burchenal, em 1949, inicialmente com o nome de *performance status*, sendo o termo karnofsky *performance status* utilizado em uma data posterior à sua criação.

O KPS descreve o estado funcional do paciente sendo uma escala de 11 pontos, que correlaciona a valores de 100 a 0 em porcentagem. Onde 100 representa ausência de evidência de doença, e 0 a morte. A escala de *performance status* conhecida como ECOG performance status (ECOG/PS) é uma avaliação alternativa que foi desenvolvida pelo Eastern Cooperative Oncology Group e derivado do KPS. Sendo assim ambas as escalas são amplamente utilizadas na prática clínica em conjunto com o estadiamento da doença, escolha da modalidade de tratamento e de prognóstico (Tabela 9-3).

Tabela 9-3. Escala ECOG e Karnofsky

Escala Zubrod (ECOG)	Escala de Karnofsky (%)
PS 0 – Atividade normal	100 – nenhuma queixa: ausência de evidência da doença
	90 – capaz de levar vida normal; sinais menores ou sintoma da doença
PS 1 – Sintomas da doença, mas deambula e leva seu dia a dia normal	80 – alguns sinais ou sintomas da doença com esforço
	70 – capaz de cuidar de si mesmo; incapaz de levar suas atividades normais ou exercer trabalho ativo
PS 2 – Fora do leito mais de 50% do tempo	60 – necessita de assistência ocasional, mas ainda é capaz de prover a maioria de suas atividades
	50 – requer assistência considerável e cuidados médicos frequentes
PS 3 – No leito mais de 50% do tempo, carente de cuidados mais intensivos	40 – incapaz; requer cuidados especiais e assistência
	30 – muito incapaz; indicada hospitalização, apesar de a morte não ser iminente
PS 4 – Preso ao leito	20 – muito debilitado; hospitalização necessária; necessitando de tratamento de apoio ativo
	10 – moribundo, processos letais progredindo rapidamente

Fonte: Controle de Sintomas Oncológicos. Revista Brasileira de Cancerologia. 2002.

A FISIOTERAPIA NA PROGRESSÃO DOS SINTOMAS

A progressão da doença e seu impacto junto ao paciente-família e equipe necessitam de um olhar direcionado para o conforto e alívio do sofrimento de magnitude biopsicossocial e espiritual. O entendimento da progressão é necessário para uma ação objetiva de medidas de prevenção de lesões ósseas, alterações miccionais, gastrointestinais, respiratórias, linfáticas, distúrbios metabólicos entre outras manifestações clínicas.

A diversidade dos sintomas, como dor, incontinência urinária, constipação e linfedema entre outros em pacientes de cuidados paliativos uro-oncológicos, faz com que se tenha uma preocupação na monitorização da evolução, intensidade, da causa, do impacto nas atividades de vida diária, estado emocional e probabilidade de controle.

As complicações mais recorrentes na neoplasia urológica avançada são as síndromes dolorosas, como a metástase óssea e a síndrome de compressão medular, sintomas urinários, gastrointestinais, síndrome da imobilidade, disfunções venolinfáticas, fadiga e, mais raras, as respiratórias.

Síndromes Dolorosas

A dor é um dos sintomas mais temidos pelos pacientes uro-oncológicos, pois representa a perda, a incapacidade, a angústia, a debilidade física e o medo do sofrimento.

A classificação da dor pode ser em relação ao tempo de duração (aguda e crônica), origem (nociceptiva, neuropática, mista e psicogênica), padrão (contínua e episódica (incidental, espontânea, episódica a um horário) e intensidade (leve, moderada, intensa) (Fig. 9-1).

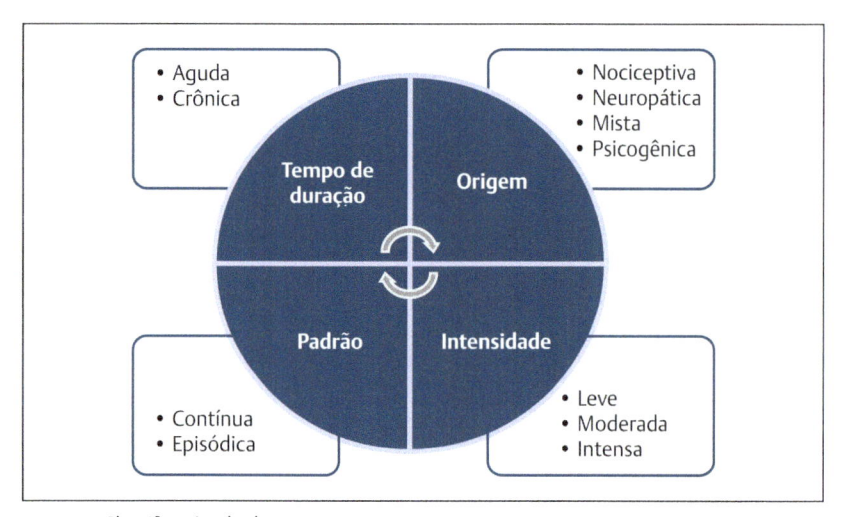

Fig. 9-1. Classificação da dor.

A manifestação e percepção da dor diferem entre pessoas, sendo um sintoma subjetivo e intransferível, e que fatores cognitivos, motores, emocionais, psicogênicos e de origem autonômica exercem grande influência.

O estado causal da dor oncológica é multifatorial, associando à neoplasia maligna, envolvendo desde a tumoração direta ou indireta, presença de lesões metastáticas, progressão de doença, bem como agravos promovidos pelo tratamento (cirúrgica, quimioterapia, radioterapia e hormonioterapia). E fatores, como imobilismo, alteração de temperatura, pressão contínua em regiões com fragilidade óssea e cutânea, estado de humor, potencializam a vivência de estados dolorosos e de sofrimento.

Neste contexto o conceito de dor total foi introduzido por Cecily Saunders sob os aspectos somático, psicológico, social e espiritual (Fig. 9-2).

As medidas não farmacológicas para o alívio da dor para serem implementadas requerem uma avaliação cinético-funcional (história clínica e exame físico), a utilização de instrumentos de avaliação da dor, estado emocional, além de escalas de funcionalidade. Os recursos mais empregados incluem a tecnologia assistida, terapia manual, eletrotermofototerapia e práticas integrativas e complementares (PICs).

- Tecnologia assistida:
  - Órtese.
  - Veículos auxiliares para marcha.
- Recursos terapêuticos e manuais:
  - Cinesioterapia.
  - Massagem.
  - Terapia manual.
- Eletrotermoterapia:
  - TENS.
  - Termoterapia.
  - *Laser.*

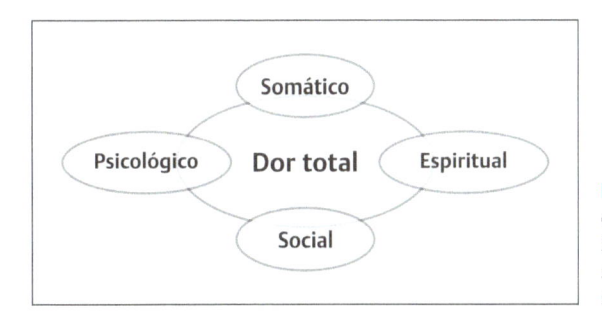

Fig. 9-2. Conceito de dor total por Cecily Saunders sob os aspectos somático, psicológico, social e espiritual.

- PICs:
  - Acupuntura.
  - Reike.
  - Meditação.
  - Outros.

Metástase Óssea e Síndrome de Compressão Medular (SCM)

A metástase óssea em pacientes uro-oncológicos representa um desafio dentre a gerência de controle de sintomas, pelo impacto que gera na qualidade de vida destes pacientes. Pode ser encontrada em mais de 75% dos pacientes com doença em estágio avançado que apresentam implantes ósseos secundários.

A metástase óssea no câncer de próstata é caracterizada pela lesão blástica, e em estágios mais tardios podem ser observadas lesões osteolíticas associadas. Ocorre uma ruptura do balanço entre reabsorção óssea e formação óssea no local acometido. Na lesão blástica ocorre um aumento na deposição de osso imaturo, rapidamente formado e mais fraco, levando a um aumento do risco de lesões, como fraturas, compressões e redução drástica da qualidade de vida e autonomia.

A dor associada à metástase óssea consoante à sua localização apresenta um envolvimento ósseo, sendo fator de risco para fratura patológica, sinalizando uma futura fratura patológica, síndrome de compressão medular (SCM) e hipercalcemia.

Com o intuito de avaliar precocemente o risco de lesão e possibilidades terapêuticas frente à lesão óssea, foi desenvolvida, no final da década de 1980, a escala Mirels, composta por um sistema de pontuação de 1 a 3 variáveis que incluem fatores clínicos e radiológicos (local, dor, tipo e tamanho da lesão). A pontuação acima de 7, grande risco de lesão, e pontuação abaixo, melhor prognóstico e menor risco, conforme demonstra a Tabela 9-4.

Devemos refletir sobre a progressão da doença óssea metastática na região pélvica que pode atingir o reto e o plexo sacral causando dor perineal. Além disso, medicações citotóxicas, corticoides e bloqueio androgênico, utilizados no tratamento do câncer de próstata, contribuem ainda mais na redução da

Tabela 9-4. Escala de Mirels

Variável	1	2	3
	Membro superior	**Membro inferior**	**Peritrocantérica**
Dor	Fraca	Moderada	Funcional/Intensa
Tipo de lesão	Blástica	Mista	Lítica
Tamanho	< 1/3	1/3-2/3	> 2/3

densidade mineral óssea e aumento no risco de fraturas. Até o momento, as principais modalidades no tratamento de metástase óssea no câncer de próstata são a radioterapia externa, bifosfonatos e radioisótopos.

A utilização de órteses rígidas, semirrígidas e flexíveis auxilia na estabilização de lesões ósseas, contribuindo para redução da dor e prevenção de maior agravos de repercussão óssea. Entretanto a sua utilização requer a identificação do tipo específico da órtese, quadro clínico e funcional do paciente e tempo de uso. A associação de órteses auxiliares para marcha contribui para preservação de autonomia do paciente à sua locomoção, como muletas, bengala, andador.

A prescrição de uma órtese requer atenção do profissional que deve se ater ao gasto energético dispensado pelo paciente, a correta indicação, orientação de manuseio pelo paciente e equipe de cuidado e a sua higienização. Fatores deletérios associados ao tratamento e à clínica do paciente (variações de peso, lesões cutâneas, não adaptação da órtese) e evolução da doença devem ser considerados quanto ao ajuste da órtese e manutenção de sua utilização. Vale lembrar que, em casos de múltiplas lesões ósseas, devemos avaliar a real indicação da órtese, para não contribuirmos com um quadro de maior restrição e limitação física e funcional do paciente.

Síndrome de Compressão Medular (SCM)

A SCM no paciente uro-oncológico requer cuidados intensivos que transcendem aos posturais. O paciente portador de SCM decorrente da progressão de doença oncológica vivencia o medo da perda de sua autonomia, sexualidade e da integridade física e emocional.

A SCM geralmente caracteriza-se por invasão ou compressão do saco dural por neoplasias localmente avançadas, metástases ósseas ou epidurais, principalmente nos pacientes portadores de câncer de próstata e renal. Esta síndrome é umas das grandes emergências oncológicas. Em relação à localização compreende a coluna cervical, torácica, lombossacra ou mista (envolvendo mais de uma região).

Entre as medidas de controle de sintomas, merecem destaque os cuidados cutâneos (lesões por pressão), urinários (incontinência e retenção urinária), fecais (incontinência fecal, impactação fecal, constipação e obstrução intestinal), alterações pulmonares e vasculares.

Cuidados Cutâneos e Posturais

As lesões por pressão (LPP), anteriormente denominadas como úlceras por pressão (UPP) ou ainda escaras, são caracterizadas por lesões que atingem os tecidos cutâneo e subcutâneo, músculos, ossos e até articulações.

As LPP são lesões comuns a pacientes que permanecem longos períodos restritos ao leito, com limitação ou privação do movimento voluntário, ocasionando danos parciais ou totais dos tecidos.

As LPP são classificadas em categorias/grau, sendo caracterizados conforme a Tabela 9-5.

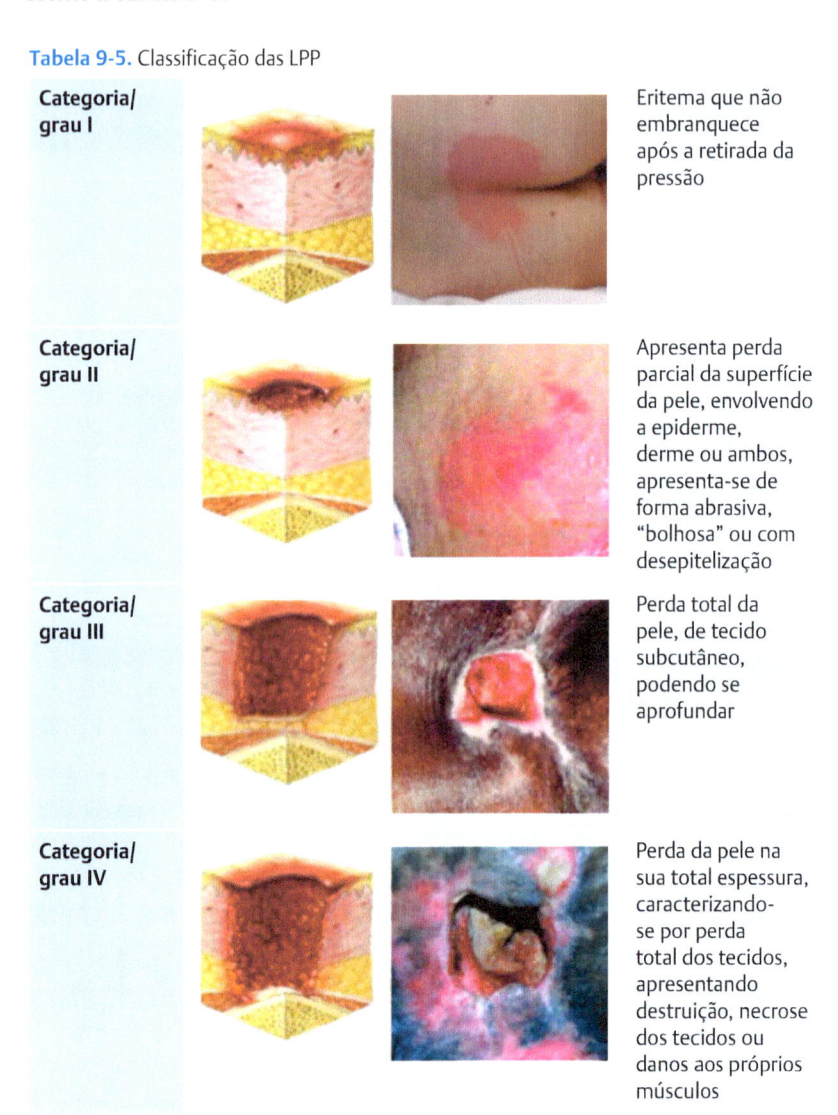

Tabela 9-5. Classificação das LPP

Categoria/grau I		Eritema que não embranquece após a retirada da pressão
Categoria/grau II		Apresenta perda parcial da superfície da pele, envolvendo a epiderme, derme ou ambos, apresenta-se de forma abrasiva, "bolhosa" ou com desepitelização
Categoria/grau III		Perda total da pele, de tecido subcutâneo, podendo se aprofundar
Categoria/grau IV		Perda da pele na sua total espessura, caracterizando-se por perda total dos tecidos, apresentando destruição, necrose dos tecidos ou danos aos próprios músculos

(Continua.)

Tabela 9-5. *(Cont.)* Classificação das LPP

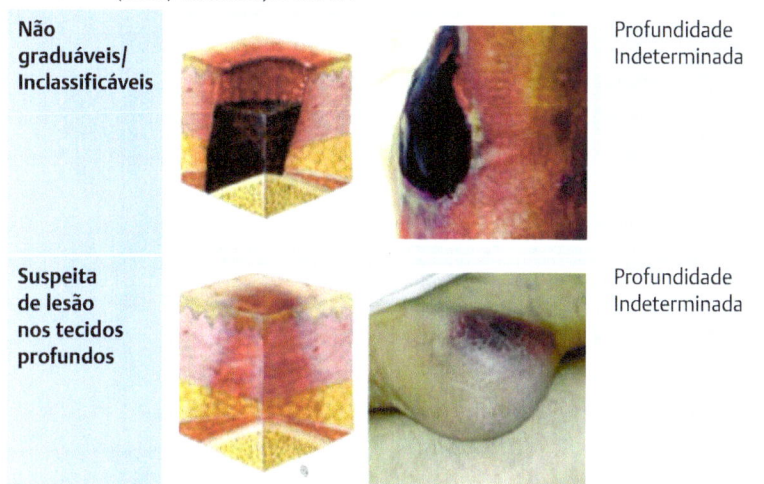

Não graduáveis/ Inclassificáveis		Profundidade Indeterminada
Suspeita de lesão nos tecidos profundos		Profundidade Indeterminada

Fonte: Adaptada de National Pressure Ulcer Advisory Panel, European Pressure Ulcer Advisory Panel and Pan Pacific Pressure Injury Alliance. Prevention and Treatment of Pressure Ulcers: Quick Reference Guide. Emily Haesler (Ed.). Cambridge Media: Osborne Park, Western Australia; 2014.

As lesões por pressão desenvolvem-se nas superfícies de sustentação do corpo, sobre as proeminências ósseas, em consequência da compressão externa da pele (pressão), força de cisalhamento e atrito que produzem necrose isquêmica tecidual. As áreas mais acometidas pelas lesões por pressão são a isquiática (24%), podendo chegar aos índices próximos de 50%, sacrococcígea (23%), trocantérica (15%), calcânea (8%), maléolos laterais (7%), cotovelos (3%), regiões occipital e escapular que correspondem a 1% (Fig. 9-3).

O fisioterapeuta é capaz de atuar na prevenção e tratamento das lesões por pressão. O manejo de lesões por pressão exige do fisioterapeuta e demais profissionais envolvidos no cuidado de um olhar sobre medidas preventivas diárias. Pensando nisso o Ministério da Saúde implementou estratégias para pacientes estratificados como de risco para desenvolvimento de LPP em unidades de internação.

Entretanto estas medidas podem servir de base para acompanhamento, identificação precoce, rastreamento de lesões, independentemente do local de cuidado ao paciente pelo fisioterapeuta e equipe de saúde. As estratégias de cuidado seguem na Tabela 9-6.

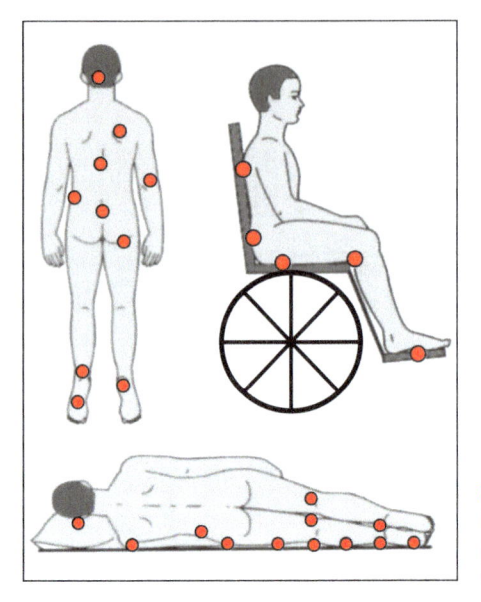

Fig. 9-3. Áreas mais afetadas por lesões por pressões. (Fonte: USP - Guia para prevenção de úlcera por pressão ou escara.)

Tabela 9-6. Estratégias de Cuidado

I	Avaliar a pele para revelar alguma existência de lesões
II	Reavaliar diariamente a pele pelo risco de desenvolvimento de LPP
III	Inspecionar a pele diariamente
IV	Manter o paciente seco e com a pele hidratada
V	Potencializar a nutrição e a hidratação
VI	Minimizar a pressão sobre as proeminências ósseas
VII	Avaliar a estrutura de contato em que o paciente se encontra
VIII	Reavaliar constantemente e monitorar pacientes com incontinência (urinária e /ou fecal)

Medidas preventivas e de tratamento para lesões por pressão em pacientes urológicos em cuidados paliativos:
- Cuidados e inspeção da pele diariamente e sua hidratação.
- Cuidados urinários e fecais.
- Em caso de o paciente estar em radioterapia com aplicação na pelve, aumento dos cuidados pelo risco de radiodermite e outras lesões associadas.

- Cuidado e atenção serão maiores, caso o paciente tenha previamente uma ferida neoplásica.
- Atenção aos pacientes com lesões ósseas (metastáticas) e/ou com mobilidade reduzida.
- Atenção ao estado nutricional do paciente.
- Mudanças posturais a cada ciclo de 2 a 3 horas, redução de pressão sobre proeminências ósseas, incluindo uso de colchões apropriados, coxins e dispositivos para posicionamentos.
- Atenção às de posicionamento que devem ser lisas e sem umidade e/ou qualquer tipo de sujicidade.
- O *laser* pode ser utilizado de caráter profilático sobre áreas de maior propensão ao desenvolvimento de lesões com o objetivo de melhorar o aporte sanguíneo e evitar a isquemia tecidual.

Dentre os recursos fisioterapêuticos capazes de incrementar a regeneração tecidual, foram relatados pela literatura a massagem superficial, radiação ultravioleta, terapia ultrassônica, *laserterapia* de baixa intensidade e a eletroestimulação pulsada de baixa e alta voltagem.

Os recursos fisioterapêuticos auxiliam no processo de cicatrização de úlceras cutâneas de diversas etiologias e demonstram a importância do fisioterapeuta em todos os níveis de atenção (primária, secundária e terciária) de prevenção e tratamento das lesões por pressão.

A *laserterapia* deve ser considerado como o recurso de primeira opção para os fisioterapeutas no tratamento das lesões/úlceras de pressão. A *laserterapia* de baixa intensidade é eficaz na aceleração do processo cicatricial. A forma de aplicação pontual é o de escolha, devendo observar o comprimento de onda, densidade de energia, número de aplicações, dose e tempo de irradiação. Vale ressaltar que precedente à aplicação a lesão dever higienizada e de acordo com sua gravidade ao término o fechamento da mesma através de uma cobertura. Outro fator importante é a segurança de sua utilização em pacientes oncológicos.

Outro recurso apontado pela literatura no tratamento de lesões cutâneas é o ultrassom terapêutico. É uma forma de energia mecânica não audível, que consiste em vibrações de alta frequência. Este recurso é amplamente utilizado no tratamento de feridas cutâneas, pois acelera a cicatrização da ferida, estimulando os macrófagos a liberarem fatores de crescimento e agentes quimiotáticos que são necessários para o desenvolvimento de um novo tecido conjuntivo no local da lesão. Entretanto a sua utilização em pacientes oncológicos não é bem definida e descrita.

A estimulação Elétrica de Alta Voltagem (EEAV) também é um recurso capaz de incrementar a cicatrização em lesões por pressão. A existência de várias abordagens na eletroestimulação em feridas dificulta a escolha de um único protocolo.

Cuidados Respiratórios

As repercussões respiratórias deverão ser sempre sinalizadas quando em presença de lesão cervical alta e torácica. A lesão alta pode gerar disfunções ventilatórias em alguns pacientes e apresentar piora em caso de dor, gerando um *drive* ventilatório restritivo. O paciente pode vivenciar quadros de hipoventilação pulmonar, retenção de secreções pulmonares, insuficiência respiratória, edema pulmonar, pneumonias e embolia pulmonar. Como medida estratégica de exercícios respiratórios, para reexpansão pulmonar, expectoração de secreções, ventilação não invasiva poderá ser incorporada aos cuidados profiláticos. A imobilidade é outro fator que pode reduzir a capacidade pulmonar, bem como infecções respiratórias em pacientes internados e/ou com baixa imunidade.

Cuidados Circulatórios

A mobilidade reduzida e a imobilidade podem ocasionar eventos de tromboembolismo pulmonar. Neste aspecto as alterações da coagulação sanguínea podem ser favorecidas pelo imobilismo e pela própria neoplasia. O fisioterapeuta deverá construir um planejamento de ações através de exercícios passivos programados para membros inferiores, adequação de posicionamento no leito, beira do leito e sedestação em cadeira de rodas. O dispositivo de compressão pneumática, bem como uso de meias compressivas poderão ser utilizados. Tais medidas deverão sempre respeitar o estado de doença atual e de progressão da mesma.

Cuidados Gastrointestinais

O paciente uro-oncológico pode vivenciar os quadros de constipação, impactação fecal e incontinência fecal. O sistema gastrointestinal do paciente com SCM experimenta o que denominamos de intestino neurogênico, apresentando um transporte ineficaz, motilidade ausente ou reduzida e eliminação limitada de fezes pelo sistema. Esta condição pode ser reflexiva ou arreflexiva de acordo com o nível da lesão medular.

O intestino reflexivo também denominado espástico é frequente em pacientes com lesões altas (níveis cervical e/ou torácico). Esta lesão é caraterizada pela interrupção do estímulo entre o cólon e o SNC que seria transmitida via medula espinal.

O fisioterapeuta deverá identificar nestes pacientes uma ausência de necessidade de eliminação de fezes, porém os mesmos ainda mantêm uma atividade reflexa peristáltica. A presença de fezes formadas no reto pode desencadear um reflexo de movimento intestinal sem aviso. Entre os movimentos intestinais, o esfíncter anal permanecerá fechado, e o cólon responderá a uma estimulação digital retal e a medicações estimulantes com peristalse reflexa que expulsará as fezes para fora.

O intestino arreflexivo também denominado flácido está presente em lesões baixas (níveis lombar ou sacral) ou nos ramos dos nervos que se dirigem para fora do intestino. Nesta condição o paciente apresentará peristalse reduzida, assim como do controle reflexo do esfíncter anal. O paciente pode não sentir necessidade de eliminar as fezes, e o seu reto poderá esvaziar-se facilmente.

A incontinência fecal (IF) apresenta-se desde forma líquida e/ou gasosa. Em relação às queixas as mais frequentes são a presença de sujicidade perianal, perda fecal inconsciente ou a incapacidade de impedir o desejo de defecar, também denominada de urgência fecal.

A perda involuntária fecal traz consequências perturbadoras aos seus portadores. Este fato faz com que medidas de reeducação intestinal sejam motivadas pelo fisioterapeuta e equipe com a finalidade de resgate da autoestima e qualidade de vida em seus portadores.

As medidas de reeducação intestinal no paciente com neoplasia avançada deverão seguir um planejamento com objetivos simplificados a fim de torná-lo reproduzível pelo paciente e cuidadores.

Vale ressaltar que o paciente em uso de opioides pode ter o quadro de constipação e/ou complicações, como dor abdominal.

Medidas Educativas para o Paciente com Intestino Neurogênico (IN) (Fig. 9-4)

- Dieta com alimentos laxativos e ricos em fibras a partir de uma orientação nutricional.
- Estimular a ingestão hídrica. Devendo haver um balanceamento entre a ingestão e eliminação. (Construir um diário de balanceamento hídrico).
- Realizar exercícios para membros inferiores diariamente.
- Realizar massagem abdominal no sentido horário (circular).
- Defecação programada. (Estabelecer um horário para estimular a defecação, preferencialmente após a refeição ou ingesta de líquidos quentes).
- Realizar estímulo dígito-anal ou extração manual das fezes.
- Estimular posturas para defecação. (Sentar-se no vaso sanitário e/ou deitar-se em decúbito lateral esquerdo para estimular a defecação).
- Usar supositórios e emolientes em caso de intestino arreflexivo (flácido).
- Observar a frequência das eliminações e a consistência das fezes. No caso de ausência ou períodos de não eliminação espontânea de fezes devem-se avaliar o uso de laxativos e reforçar o acompanhamento nutricional.
- Cuidados cutâneos e de higienização.

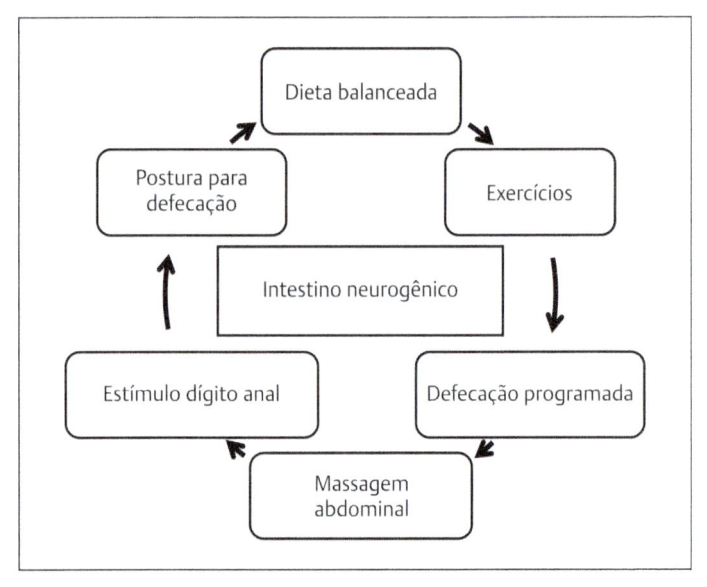

Fig. 9-4. Resumo esquemático das medidas educativas para o IN.

Cuidados Urinários

O tratamento da disfunção vesical em pacientes uro-oncológicos e em progressão de doença não deve se basear apenas em dados clínicos, mas laboratoriais, radiológicos e, quando possível, urodinâmicos. A sintomatologia é muito imprecisa como indicadora do padrão de comportamento vésico-esfincteriano e das complicações urológicas.

O estudo urodinâmico constitui a melhor alternativa de avaliar funcionalmente o trato urinário inferior. Porém, de acordo com a magnitude da lesão medular e estado de doença atual, sua prescrição e realização são questionáveis e, na maioria dos casos, contraindicadas.

Os exames laboratoriais para acompanhamento baseiam-se na análise da potássio sérico, hemograma, EAS e urocultura. Já os exames radiológicos incluem ultrassonografia e uretrocistografia. Esses exames possibilitam a avaliação do surgimento ou agravamento de complicações urológicas, como a hidronefrose, situação que, se detectada precocemente, pode melhorar a qualidade de vida e aumentar o tempo de vida.

Dentre as medidas de tratamento a equipe de cuidado, incluindo o fisioterapeuta, deve estar apta à orientação de realização de autocateterismo a esses pacientes. O paciente deverá ser informado sobre a repercussão urinária resultante da SCM e da necessidade de realização do procedimento.

Já aos pacientes que apresentem dificuldades na execução do autocateterismo, por causa de dificuldades motoras, déficit cognitivo e mesmo recusa, indica-se a utilização do cateter uretral de demora.

Devemos considerar em termos de funcionalidade da bexiga, se ela se apresenta em arreflexia ou hiper-reflexia (na fase enchimento/reservatório). Esta análise possibilita adequarmos as orientações sobre a realização do cateterismo seja de demora ou intermitente. Nos casos de arreflexia, geralmente a capacidade e a complacência vesicais são grandes, sendo candidatos ideais para o cateterismo.

A bexiga neurogênica, na maioria dos casos, apresenta uma hiperatividade detrusora, não apresenta respostas à medicação anticolinérgica e/ou a toxina botulínica, principalmente em comprometimento vesical e elevadas pressões vesicais. Muitos destes pacientes podem cursar com complicações vesicais e renais. Alguns pacientes não se beneficiam com o cateterismo intermitente e, como opção, utilizam cateter vesical por via uretral ou supra-púbica, mas que oferecem riscos de elevada morbidade, incluindo litíase, infecções do trato urinário, neoplasias e complicações uretrais.

Como opção de tratamento, pacientes do sexo masculino com padrão arreflexo e baixa resistência esfincteriana podem utilizar coletor externo de urina associado a manobras de esvaziamento (Credé e Valsalva). Nos casos de hiperatividade com dissinergismo vésico-esfincteriano e elevadas pressões vesicais. A esfincterotomia associada a coletores externos pode ser uma alternativa. Pacientes do sexo feminino não candidatas ao cateterismo intermitente têm poucas opções de tratamento. Naquelas em que há resistência uretral elevada, a interposição de um segmento ileal entre a bexiga e a pele pode propiciar a saída de urina a baixas pressões em coletor externo (ileovesicostomia). A abordagem cirúrgica deve ser pensada nos pacientes com maior tempo de vida e boa funcionalidade.

Sintomas Urinários

A incontinência urinária é um dos sintomas mais prevalentes em pacientes portadores de neoplasia urológica. Entretanto boa parte dos pacientes com doença em progressão experimenta quadros de retenção, urinária, disuria, polaciúria, noctúria, urgência urinária, hesitação urinária, fístula do cólon vesical, espasmo vesical, dor por distensão vesical, transbordamento, além da obstrução de trato urinário que pode culminar com hidronefrose e falência renal.

A intervenção fisioterapêutica em pacientes incontinentes em cuidados paliativos baseia-se na terapia comportamental, posicionamento para urinar, micção programada, uso de forros e cuidados com a pele, orientação ao paciente e familiar ao risco de infecção e assaduras. Para pacientes com lesão medular deverão ser realizados o treinamento e orientação sobre cateterismo de alívio. Alguns pacientes que vivenciam quadros de perda urinária de

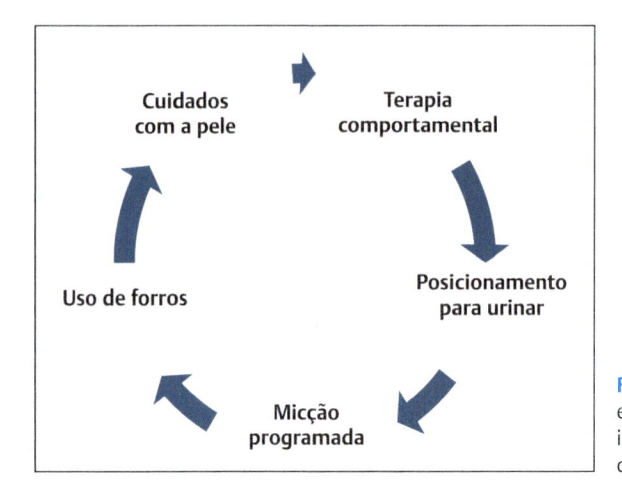

Fig. 9-5. Medidas educativas para incontinência urinária no câncer avançado.

grandes volumes se beneficiam do uso da sonda de demora. A equipe deve manter atenção com a presença de fístula vesico-intestinal e otimizar junto ao paciente e cuidador a importância da higienização e cuidados cutâneos.

O paciente com obstrução necessita de intervenção cirúrgica quando possível através de colocação de cateter duplo J. Em caso de hipomobilidade uretral e baixa complacência, medidas, como manobra de expressão (Credé ou Valsalva), podem ser recomendadas e ensinadas pelo fisioterapeuta em conjunto com a equipe de cuidado para o esvaziamento vesical (Fig. 9-5).

Sintomas Gastrointestinais
Constipação
A constipação intestinal relaciona-se com uma série de sinais e sintomas relacionados com ausência e/ou dificuldade de eliminação de fezes. Os pacientes em cuidados paliativos são multifatoriais e englobam fatores orgânicos, psicológicos, fisiológicos, emocionais e ambientais.

O fisioterapeuta deve observar-se e questionar o paciente sobre a diminuição da frequência nas evacuações, redução do volume fecal, endurecimento e/ou dificuldade de eliminação, sensação de evacuação incompleta, plenitude, desconforto abdominal ou a necessidade de manobras facilitadoras para a saída do bolo fecal.

Os pacientes portadores de constipação intestinal experimentam sintomas de anorexia, náuseas e vômitos além de dor abdominal. Entretanto o fisioterapeuta e demais membros da equipe devem ter atenção nos quadros de obstrução intestinal maligna que apresenta sintomas semelhantes.

Os pacientes em cuidados paliativos fazem uso de medicações que promovem alterações no funcionamento intestinal, como a constipação induzida por opioides agravada pela progressão da doença e declínio do estado físico-funcional. A constipação intestinal crônica ocasiona hemorroidas, impactação fecal, prurido anal, diarreia paradoxal ou diarreia por transbordamento. Este quadro também potencializa a agitação psicomotora e *delirium* em pacientes em cuidados de fim de vida.

A anamnese e o exame físico são essenciais para o diagnóstico acrescido de exames complementares, para que haja o diagnóstico diferencial com obstrução intestinal.

- Anamnese:
  - Hábitos intestinais anteriores.
  - Frequência evacuatória.
  - Consistência das fezes.
  - Dor abdominal ou retal (tipo e intensidade).
  - Eliminação de flatos.
  - Dificuldades miccionais.
  - Presença de obstrução de cateteres vesicais.
  - Ingestão de fluidos e alimentos.
  - Alterações recentes nas medicações e uso de laxantes.
  - Náuseas e/ou vômitos.
  - Diarreia por transbordamento.

- Exame Físico:
  - Sinais de desidratação.
  - Hálito fétido.
  - Alterações na cavidade oral.
  - Movimentos peristálticos abdominais.
  - Alterações neurológicas sensoriais e/ou motoras.
  - Presença de fissuras ou estenose anal.
  - Tônus do esfíncter anal.

Atualmente são utilizados instrumentos de classificação para o diagnóstico de constipação, como a Escala de Bristol (Fig. 9-6) e os Critérios de Roma III.

Critérios de Roma III (para Constipação)

- *Critérios Gerais:* presença durante pelo menos de 3 meses durante um período de 6 meses.
  - Pelo menos uma de cada quatro evacuações cumpre com critérios específicos.
  - Critérios para síndrome do intestino irritável (SII) são insuficientes.
  - Ausência de fezes, ou, rara vez, fezes de consistência diminuída.

Tipo 1	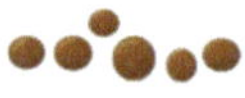	Bolinhas separadas e duras, como amendoim (difíceis de passar)
Tipo 2	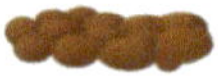	Forma de salsicha, mas segmentada
Tipo 3	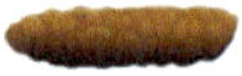	Forma de salsicha, mas com fendas na superfície
Tipo 4	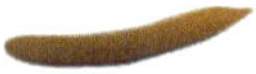	Forma de salsicha ou cobra, lisa e macia
Tipo 5	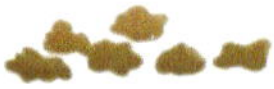	Pedaços moles. contornos nítidos e fáceis de passar
Tipo 6	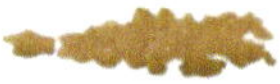	Pedaços aerados, contornos esgarçados
Tipo 7	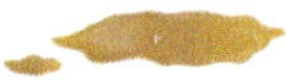	Aquosa, sem peças sólidas

Fig. 9-6. Escala de Bristol. (Fonte: World Gastroenterology Organization, 2010.)

- *Critérios específicos:* presença de dois ou mais critérios
  - Esforço para evacuar.
  - Fezes fragmentadas ou endurecidas.
  - Sensação de evacuação incompleta.
  - Sensação de obstrução anorretal ou bloqueio.
  - Necessidade de manobra manual ou digital para facilitar a evacuação.
  - Menos de três movimentos intestinais por semana.

Escala de Bristol de Consistência de Fezes

A constipação intestinal pode ser classificada em primária, secundária e iatrogênica.

- Primária:
  - Falta de líquidos e fibras na dieta.
  - Imobilidade.
  - Sedentarismo.
  - Falta de privacidade para a evacuação.
  - Falta de tempo para defecação.
- Secundária:
  - Anormalidades estruturais anorretais e do cólon: estenose anal, malformação anorretal, tumores (obstrução intestinal).
  - Anormalidades extraintestinais: doenças endócrinas e metabólicas, neurológicas: anormalidades da medula e lesões do Sistema Nervoso Central.

- Iatrogênica:
  - Uso prolongado e exagerado de laxantes.
  - Uso de drogas, como anti-inflamatórios não esteroides (AINEs), opioides, psicotrópicos, anticonvulsivantes, anticolinérgicos, dopaminérgicos, diuréticos, bloqueadores de canais de cálcio, sais de ferro, antiácidos à base de cálcio e alumínio.
  - Progressão da doença.
  - Tratamento oncológico.

A avaliação fisioterapêutica compreenderá a identificação do início do quadro de constipação, o tipo, fatores associados (escalas de Bristol e critérios de Roma III) em conjunto com as escalas de KPS e ECOG. A análise da capacidade funcional do paciente será um norte na execução de estratégias de atendimento e de orientações para o paciente com constipação.

Nos pacientes em fases finais de vida, medidas de posicionamento de conforto, extração manual de fezes e higienização devem ser adotadas. A realização de massagem abdominal e outras técnicas para constipação que melhoram a peristalse e motilidade podem causar mais desconforto e não são justificadas nesta fase. O mesmo se aplica aos casos de suboclusão ou obstrução intestinal sendo contraindicadas.

Os pacientes que se mantêm a maior parte do tempo no leito se beneficiam de técnicas de alívio do desconforto abdominal, como compressas úmidas (quentes), massagem abdominal suave e cinesioterapia (passiva, ativa-assistida, ativa-livre para MMII) e das trocas posturais que amenizam o desconforto abdominal.

O fisioterapeuta deve identificar a capacidade funcional do paciente e a partir disso criar estratégias de mudanças posturais, facilitação de transferência no leito e fora dele, a fim de minimizar os efeitos deletérios da imobilidade, potencializando a movimentação ativa. Desta forma procedimentos que aumentem a motilidade e peristalse, como a massagem abdominal, exercícios respiratórios e estímulo à contração voluntária dos músculos do assoalho pélvico com ênfase no elevador do ânus podem ser estimulados junto ao paciente.

Os pacientes que conseguem manter-se em posição ortostática e deambular devem ser encorajados à prática, mesmo com auxílio, bem como o da evacuação na posição sentado em vaso sanitário ou na cadeira higiênica (Fig. 9-7).

Outras medidas, como acupuntura, compressas úmidas, exercícios de relaxamento, são utilizadas para constipação.

A massagem abdominal (colônica) deverá ser realizada no sentido horário, executada pelo fisioterapeuta, pelo próprio paciente quando possível fazê-lo e/ou transferido para o cuidador principal.

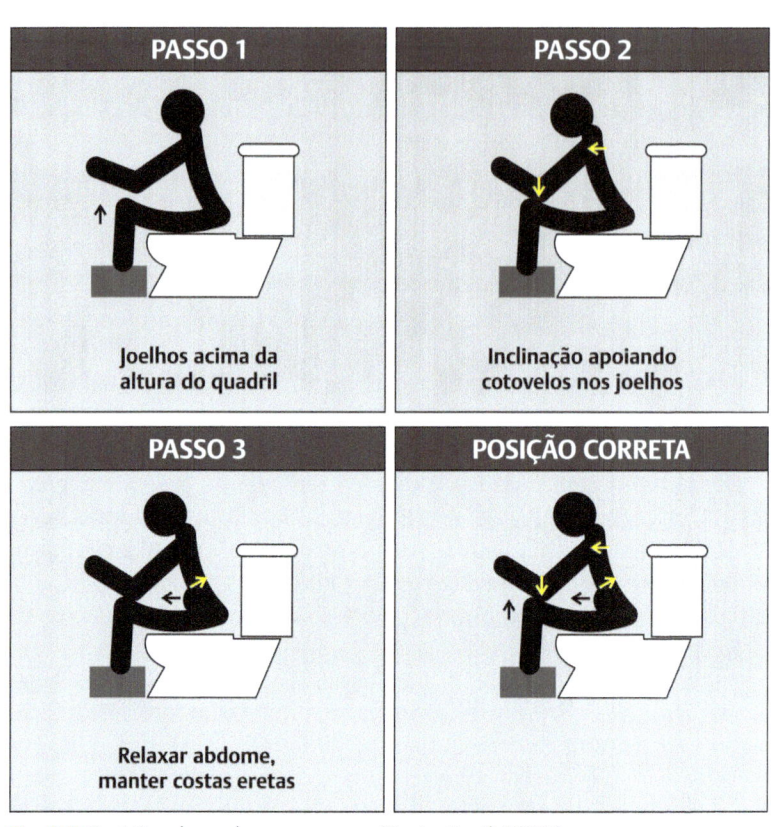

Fig. 9-7. Posição adequada para evacuar. (Fonte: Brasil, 2009.)

Náuseas e Vômitos

O evento de náuseas pode ser precedido de vômito ou apresentar-se isoladamente. Tais sintomas podem ocorrer por mecanismos emocionais, hipertensão intracraniana, estímulos sensoriais, alteração da função gastrointestinal, dor, medicamentos, estímulo vestibular e metástase cerebral.

A presença de vômitos de grande volume sugere estase gástrica e de outros sintomas, como refluxo esofágico e plenitude gástrica. Outras causas englobam redução da motilidade gástrica, obstrução intrínseca ou extrínseca intestinal.

Pacientes com refluxo e vômito devem adotar a postura no leito de elevação da cabeceira da cama em decúbito dorsal e/ou decúbito lateral. As práticas integrativas e complementares por intermédio da acupuntura, acupontos auriculares representam medidas de conforto aos pacientes que apresentem sintomas gastrointestinais, como náuseas e vômitos.

Fadiga

A fadiga é um sintoma comum em pacientes sob cuidados paliativos. Tal condição clínica interfere na qualidade de vida de pacientes, trazendo prejuízos à sua funcionalidade e de sobrevida. A fadiga em cuidados paliativos é apresentada como sendo uma sensação subjetiva e persistente de cansaços físico, emocional e cognitivo ou de exaustão, desproporcional à atividade recente, sem melhora ao repouso e impactando na execução de atividades de vida diária.

A fadiga pode ser classificada em primária, quando decorrente da própria doença e associada ao aumento da carga de citocinas pró-inflamatórias, ou secundária, quando advém de patologias concomitantes, ou do próprio tratamento do câncer. Em cuidados paliativos condições clínicas, como anemia, infecção, febre, desidratação, distúrbios hidreletrolíticos, caquexia, distúrbios hormonais, depressão, ansiedade, distúrbios do sono, quimioterapia, radioterapia, opioides, contribuem para seu agravamento. No entanto pode ser considerada como leve, moderada ou grave, cujo tratamento pode adotar medidas farmacológicas e não farmacológicas.

No Brasil existem 7 instrumentos de fadiga validados. Dentre eles os mais utilizados são a escala numérica de fadiga (0-10), o pictograma de fadiga (palavras e figuras – Fig. 9-8), Dutch fadigue Scale e a escala de fadiga de Piper. A escala de Edmonton também avalia a fadiga, porém de uma forma não específica.

Na investigação da fadiga devem-se considerar a gravidade, início, duração, padrão, curso, exame físico, identificar fatores de risco (fisiológicos e psicológicos), exames laboratoriais e fatores que amenizam o quadro.

As medidas não farmacológicas para tratamento da fadiga incluem atividades que restaurem o condicionamento físico, intervenções psicossociais, psicoterapia, dieta, medidas de preservação de energia, terapias complementares e programas de educação e aconselhamento.

A atividade física exerce destaque dentre as propostas terapêuticas, uma vez que o exercício potencialize o controle da fadiga principalmente em tumores de próstata e sólidos. A inatividade ou pouca atividade física, ao contrário do que muitos pensam, parece agravar o quadro de fadiga. A hipoatividade leva à redução do condicionamento físico e força muscular, gerando menor tolerância à atividade física e, assim, intensificando os sintomas de fadiga.

A proposta de exercícios varia desde programas de exercícios aeróbicos associado a exercícios resistivos, a atividades de flexibilidade, para a promoção da melhora da *performance* física e fisiológica do paciente.

Vale ressaltar que as medidas não farmacológicas adotadas junto ao paciente devem respeitar o grau de fadiga, estado clínico do paciente para o emprego adequado dos recursos.

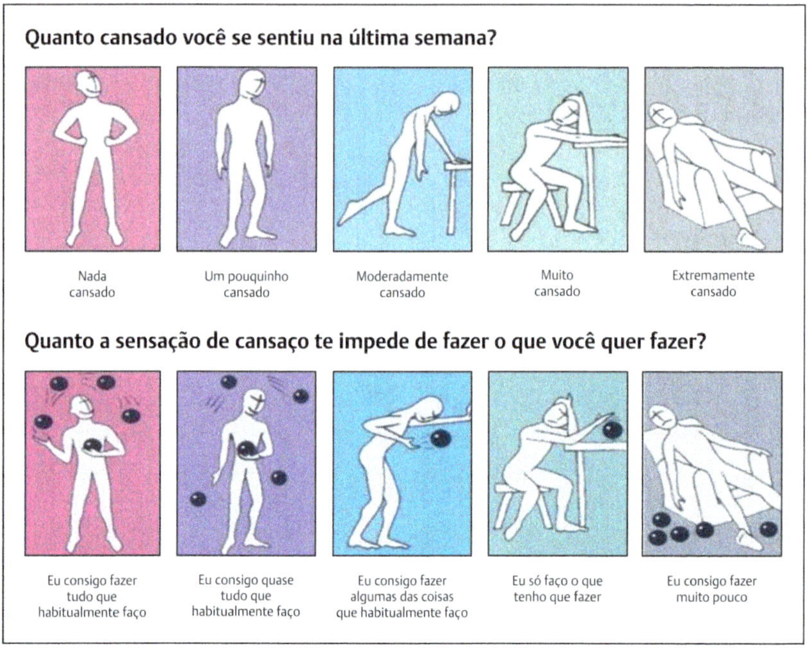

Fig. 9-8. Pictograma da Fadiga. (Fonte: Consenso Brasileiro de Fadiga, 2010.)

Disfunções Venolinfáticas

Trombroembolismos Venoso e Pulmonar

O tromboembolismo venoso (TEV), incluindo a trombose venosa profunda (TVP) e o tromboembolismo pulmonar (TEP) são complicações comuns notadamente em pacientes oncológicos por causa da própria neoplasia, associadas a fatores de alteração da coagulação sanguínea, progressão da doença e imobilismo.

O risco de TEV em pacientes urológicos tem como fator preditivo de risco a história prévia de DPOC, obesidade, ICC, insuficiência venosa periférica, compressão pélvica tumoral e hormonioterapia.

O diagnóstico da TVP pode ser obtido além da identificação dos fatores preditivos de risco, pelo exame físico, clínica suspeita (dor, aumento de volume no segmento e alteração de coloração e em alguns casos aumento de temperatura) e a realização de exames complementares, como a ultrassonografia doppler ou flebografia.

A TEV clássica manifesta-se com a queixa de dor e edema em membros inferiores. Os sintomas são subjetivos e muitas vezes de difícil avaliação e confirmação. Infelizmente, a maior parte dos casos é diagnosticada tardiamente e após o evento de um tromboembolismo pulmonar (TEP).

Alguns pacientes em cuidados paliativos por apresentarem lesões nervosas, síndromes dolorosas, bem como a síndrome de compressão medular, podem na avaliação não apresentar os sinais clássicos de TEV.

Na prevenção da trombose venosa profunda e do tromboembolismo pulmonar existe uma ampla variedade de procedimentos que podem ser utilizados. Os procedimentos serão classificados como agentes farmacológicos e não farmacológicos. Os agentes não farmacológicos incluem a meia elástica antitrombo, cinesioterapia (passiva, ativo-assistida e ativa-livre), deambulação e compressão pneumática intermitente que serão prescritas e implementadas pela fisioterapia, seguindo critérios clínicos para indicação e contraindicação de cada recurso terapêutico.

Linfedema Paliativo

O linfedema paliativo é caracterizado pela obstrução do sistema linfovenoso. O tratamento do linfedema paliativo é com base na satisfação do paciente e do alívio do sintoma, porém a resposta terapêutica é limitada (Fig. 9-9).

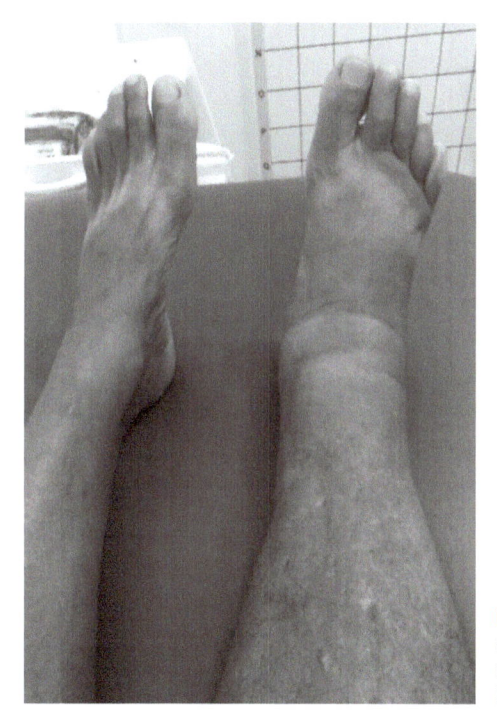

Fig. 9-9. Linfedema paliativo por obstrução tumoral. (Fonte: Imagem cedida do arquivo pessoal da Dra. Larissa Campanholi.)

Os recursos implementados na terapia física complexa poderão ser utilizados de forma conjunta ou isolada. A Terapia Física Complexa (TFC) pode-se mostrar eficaz para pacientes com câncer paliativo e sobrevivência limitada no que se refere ao volume do membro, qualidade da pele e de qualidade de vida. Recomenda-se que haja adaptação dos métodos vinculados ao estado da doença. Um bom exemplo é a bandagem compressiva. Pacientes em cuidados paliativos por vezes expressam desconforto na sua utilização com altas pressões. Desta forma quando utilizada para evitar efeitos adversos, como dor, lesão cutânea ou alteração da circulação arterial, sugere-se menos camadas de bandagem e compressão mais leve.

A drenagem linfática manual poderá contribuir para a melhora da sintomatologia dolorosa e de outros sintomas a pacientes em cuidados paliativos. Entretanto o fisioterapeuta deve conduzir a áreas onde não haja obstrução tumoral e ferida neoplásica, sendo executada de modo reverso.

Nos cuidados com a pele, como a utilização de cremes e/ou óleos para hidratação da pele, cuidados com micoses e em caso de linfocistos, devem ser feitas medidas de proteção para atenuá-los uma vez que são meios predispostos a infecção bem como de ocorrência da linforreia. Medidas como posicionamento do membro inferior em elevação, exercícios miolinfocinéticos podem ser incorporados desde que ofertem conforto.

Síndrome do Imobilismo

A síndrome do imobilismo (SI) acarreta o comprometimento do sistema osteomuscular, levando a limitações funcionais, prejudicando as transferências, posturais, a movimentação no leito além de dificultar as atividades de vida diária.

Esta síndrome é ocasionada pela permanência prolongada ao leito, cujas causas em pacientes em cuidados paliativos relacionam-se com aqueles que vivenciam sintomas de difícil controle, fases mais avançadas e de final de vida.

Os principais fatores desencadeadores da SI envolvem a polipatogenia, aspectos econômicos, ambientais, psicológicos e sociais. Entre estes fatores destacam-se o repouso prolongado no leito, o câncer avançado e a presença de doenças crônicas degenerativas, como as neurológicas, demências, cardiopatias, pneumopatias crônicas e também quadros depressivos. Além de desnutrição grave, uso excessivo de medicamentos e iatrogenias.

A redução da sua capacidade funcional do paciente em cuidados paliativos, juntamente com a exacerbação de sintomas trazem prejuízos nos aparelhos locomotor, cardiovascular, respiratório, tegumentar, geniturinário, gastrintestinal e no sistema nervoso central.

O prolongamento no estado de imobilismo, além de afetar todos os sistemas, pode alterar o estado emocional do paciente, independente da condição que levou ao decúbito prolongado, podendo desenvolver quadros de ansiedade, apatia, depressão, labilidade emocional e isolamento social.

A fisioterapia é indispensável no tratamento dos pacientes em SI, com o intuito de reduzir e prevenir os efeitos deletérios causados pelo prolongamento de restrição ao leito, como a debilidade muscular generalizada, perda dos automatismos e dos reflexos posturais, resultando em baixa tolerância à atividade musculoesquelética e no desempenho das atividades de vida diária.

Os pacientes, mesmo que apresentando grande debilidade, sarcopenia e outras disfunções, apresentam respostas positivas à fisioterapia. Neste contexto são necessárias ações terapêuticas de um programa que promova a mobilidade, flexibilidade mio-osteoarticular, reaquisição de funções, de habilidades motoras e da qualidade de vida.

Disfunções Respiratórias

A dispneia não é um sintoma comum ao paciente com neoplasia urológica, porém está presente entre 19 a 51% dos pacientes oncológicos e em progressão de doença.

A dispneia é classificada como uma experiência subjetiva de desconforto respiratório, cujas sensações quantitativas variam em sua intensidade, fatores e dimensionamento. Este sintoma é influenciado por fatores fisiológicos, sociais e ambientais.

A dispneia afeta seus portadores e familiares, sendo retratada pelo sofrimento, angústia e medo. Na personificação da dispneia usam-se expressões, como falta de ar, sufoco, respiração pesada, fadiga em respirar e asfixia. Tais condições impactam na execução de atividades de vida diária, mobilidade, capacidade física e psíquica, acarretando prejuízos na qualidade de vida e do convívio social.

Os pacientes oncológicos podem apresentar este sintoma por consequência direta ou indireta da invasão tumoral local ou disseminação metastática de uma neoplasia por obstrução das vias aéreas, invasão metastática do parênquima pulmonar, linfangite carcinomatosa, derrame pleural, infecção broncopulmonar, síndrome da veia cava superior; derrame pericárdico; ascite com distensão abdominal e elevação do diafragma entre outros fatores, como consequência da terapêutica antineoplásica, como a cirurgia torácica, radioterapia e quimioterapia. Outras causas em pacientes oncológicos ou com situações terminais de outra etiologia, como a caquexia, fraqueza dos músculos respiratórios; anemia; dificuldade na mobilização das secreções brônquicas; insuficiência cardíaca; infecção respiratória; tromboembolismo pulmonar; acidose metabólica, edema agudo do pulmão, broncospasmo, pneumotórax, dor torácica e ansiedade.

A avaliação da capacidade funcional, da clínica sintomática e sua documentação são de extrema importância para o controle e redução de sintomas respiratórios. Entre as escalas que possibilitam a monitorização do paciente e das intervenções não farmacológicas, podemos citar a BORG e a MRC (Tabelas 9-7 e 9-8).

Tabela 9-7. Escala de Dispneia MRC

Pontuação	Sintomatologia
0	Tenho falta de ar ao realizar exercício intenso
1	Tenho falta de ar quando apresso o meu passo ou subo escadas e/ou ladeira
2	Preciso parar algumas vezes quando ando no meu passo ou ando mais devagar que outras pessoas da minha idade
3	Preciso parar muitas vezes por causa da falta de ar quando ando em torno de 100 metros, ou poucos minutos de caminhada no plano
4	Sinto tanta falta de ar que não saio de casa ou preciso de ajuda para me vestir ou tomar banho sozinho

Fonte: Ferrer et al. Ann Intern Med. 1997;127(12):1072-9.

Tabela 9-8. Escala BORG

0	Nenhuma
0,5	Muito, muito leve
1	Muito leve
2	Leve
3	Moderada
4	Pouco intensa
5	Intensa
6	
7	Muito intensa
8	
9	Muito, muito intensa
10	Máxima

Fonte: Cavallazzi et al. Acta Paul Enferm. 2005;18(1):39-45.

A intervenção da fisioterapia será uma estratégia não farmacológica em paciente com disfunção respiratória para a manutenção ou melhora da tolerância ao exercício e da capacidade funcional; redução da dispneia, do trabalho respiratório; melhora da eficácia da ventilação; da mobilização e auxílio da expectoração de secreção.

Os recursos não farmacológicos incluem técnicas de relaxamento, treino respiratório, uso de ventiladores, posicionamentos, educação e abordagens cognitivo-comportamentais, além do apoio psicossocial ao paciente e a seus familiares. Tais medidas implementadas devem-se dirigir à causa, pois algumas situações são reversíveis, e, quando não, as estratégias visam ao bem-estar e conforto do paciente.

Nos pacientes com câncer avançado em tratamento sintomático respiratório, a literatura não só faz referência ao benefício da cinesioterapia, mas também destaca o ensino e a conscientização dos exercícios respiratórios, da redução da tensão muscular da musculatura acessória, a melhoria da permeabilidade das vias aéreas, facilitando a eliminação das secreções, a prevenção das disfunções ventilatórias e da *performance* dos músculos respiratórios, posicionamento adequado, encorajando a prática dos exercícios de reeducação respiratória e sua adequada utilização em situações de crise. A ventilação não invasiva (BIPAP e CPAP) vem sendo bastante utilizada com o objetivo de conforto e da melhora clínica. Excetuando-se nos casos de dispneia terminal.

Medidas Não Farmacológicas para o Tratamento da Dispneia Paliativa

- Ar fresco no rosto (por exemplo, uso de ventiladores).
- Exercícios respiratórios.
- Exercícios de relaxamento.
- Posturas de conforto.
- Adaptação do estio de vida às AVD's e barreiras arquitetônicas.

A utilização da oxigenioterapia na dispneia deve ser utilizada com critérios e não banalizada. A literatura demonstra que quando comparado ao ar ambiente obtêm-se resultado similar em pacientes sem sinais de hipóxia em cuidados paliativos. O uso indiscriminado e em altas concentrações corrobora para estados de hipercapnia e toxicidade ventilatória e consequente piora da função pulmonar. Tal medida por vezes é justificada pela tentativa de oferta de conforto, angústia profissional e pressão familiar. Entretanto, de acordo com a clínica do paciente, este recurso não trará reversão do quadro em questão.

SEXUALIDADE EM CUIDADOS PALIATIVOS

A discussão e a terapêutica da sexualidade em cuidados paliativos exercem um tabu e resistência da sua verbalização junto ao paciente e equipe de assistência. A sexualidade, por vezes, aparece em segundo plano nos pacientes em cuidados paliativos e em fim de vida. Em parte deve-se a progressão da doença a alterações emocionais, aos sintomas físicos, à modificação da imagem, à ressignificação da existência, além dos valores da vida que julgam importantes.

A equipe multidisciplinar por ora centra-se na resolução dos sintomas por vezes angustiantes, conduzindo a sexualidade para um obscuro sintoma de menor valia. Cabe aos profissionais uma atenção sobre o assunto, bem como não desacreditarem no abandono da sexualidade por parte destes pacientes.

Num movimento inverso os pacientes expressam de forma sutil sua sexualidade a partir de relatos de intimidade com seu parceiro(a) e/ou companheiro(a), expressões faciais e vocalizações. A sexualidade no câncer avançado expressa-se não somente pelo contato físico, mas também pelo olhar, troca de carícias, abraços e beijos. A mudança comportamental da leitura sexual remonta a percepção sensorial como forma de explicar um sentimento.

O ambiente do cuidado em pacientes com enfermidade avançada, geralmente, mostra-se hostil e frio. O hospital e/ou domicílio tornam-se palco de ações de profissionais e cuidadores que não conseguem delimitar o espaço tênue da intimidade e do cuidar em si sem que haja uma invasão sem divisas. Neste ponto o paciente sofre com a falta de privacidade e do compartilhamento ambiental com castração de sua vontade e da violação do controle de seus limites corporais. Os profissionais devem-se ater cuidadosamente ao manuseio do corpo, principalmente o que tange às partes íntimas e da exposição de outras partes corporais a terceiros.

A afetividade deve ser encorajada nos pacientes em cuidados paliativos para a preservação da sua identidade sexual, do desejo e de seus anseios mais íntimos que independem do curso e progressão da doença.

FINITUDE

Os momentos que antecedem o final da vida requerem uma imparcialidade a despeito de ações profissionais e recursos empregados. A futilidade terapêutica deve dar passagem a medidas de conforto e acolhimento. Neste momento o posicionamento e cuidados mínimos serão realizados.

A presença iminente da morte repercute em ações ora ativas ora de observação pela equipe de cuidado. A atuação deve pautar no respeito e não na sagacidade de ações não objetivas e sem critérios.

O fisioterapeuta deve observar vocalizações, gestuais e o olhar do paciente. O acolhimento e a certeza do fim desestimulam a proximidade da equipe e assertividade de recursos empregados.

Não obstante adotamos uma postura por vezes fria ora sentimental em viver a proeminente perda do paciente. Questionamentos surgem sobre os recursos, medidas estratégicas bem como postura profissional.

Neste campo de atuação nos momentos finais cabe ao fisioterapeuta compreender a bioética, desejo do paciente e seu limite de atuação.

O profissional vivencia à beira do leito do paciente o suspiro da vida. A linha tênue da vida e morte que transcende a sensação de incapacidade e a incompetência de gerência de seus próprios sentimentos.

O fisioterapeuta e demais membros da equipe devem aprender a dizer adeus e compartilhar a dor e mesmo do sentimento vivido entre as partes. O sofrimento humano desperta no profissional suas próprias angústias, medos e reflexões. A comunicação de notícias difíceis torna-se uma muralha da verbalização do fracasso ou de insucesso da intervenção.

A morte de um paciente ecoa profundamente neste profissional, e por isso estratégias de vivência de vida e morte devem se encorajadas como parte integrante da rotina, assim como o suporte psicoterapêutico a todos os membros da equipe de cuidado.

LEITURAS SUGERIDAS

Baron MV, Santana JR, Brandenburg C, Fialho LMF, Carneiro M. Úlceras por pressão: uma abordagem multidisciplinar. Fortaleza: Edições UFC; 2012. p. 315.

Branco AW, Kondo W. Linfadenectomia por Vídeo-Laparoscopia no Câncer de Próstata. Rev Bras Videocir. 2007;5(3):121-127. ISSN 1679-1796.

Brasil. Instituto Nacional de Câncer. Constipação intestinal no câncer avançado. Rio de Janeiro: INCA; 2009.

Caliri MHL (Org.). Guia para prevenção de Úlcera por Pressão ou Escara. USP. Disponível em: http://www2.eerp.usp.br/site/grupos/feridascronicas/images/images/manual_guia_prevencao_pressao_ou_escara.pdf

Cavallazzi TGL, Cavallazzi RS, Cavalcante TMC, Bettencourt ARC, Diccini S. Avaliação do uso da Escala Modificada de Borg na crise asmática. Acta Paul Enferm. 2005;18(1):39-45.

Correia FR, de Carlo MMRP. Avaliação de qualidade de vida no contexto dos cuidados paliativos: revisão integrativa de literatura. Rev Latino-Am Enfermagem. 2012;20(2):401-410.

Ferrer M, Alonso J, Morera J, Marrades RM, Khalaf A, Aguar MC, et al. Chronic obstructive pulmonary disease stage and health-related quality of life. The Quality of Life of Chronic Obstructive Pulmonary Disease Study Group. Ann Intern Med. 1997;127(12):1072-9.

Florentino D, Sousa F, Maiworn AI, Carvalho AC, Silva KM. A fisioterapia no alívio da dor: uma revisão reabilitadora em cuidados paliativos. Revista HUPE, 2012;11(2):50-57.

Girão M, Alves S. Fisioterapia nos cuidados paliativos. Revista de Ciências da Saúde da ESSCVP. 2013;(5):35-41.

Grasa V, Villafranca N, Lainez E. Manejo urgente de las complicaciones urológicas en el paciente tumoral. An. Sist. Satin. Navar. 2004;27(Suppl 3):125-135.

Hwang KH, Jeong HJ, Kim GC, Sim Y-J. Clinical Effectiveness of Complex Decongestive Physiotherapy for Malignant Lymphedema: A Pilot Study. Ann Rehabil Med. 2013;37(3):396-402.

Instituto Nacional do Câncer. Cuidados Paliativos Oncológicos - Controle de Sintomas. Revista Brasileira de Cancerologia. 2002;48(2):191-211

Jonas LT, Silva NM, Paula JM, Marques S, Kusumota L. Comunicação do diagnóstico de câncer à pessoa idosa. Rev Rene. 2015;16(2):275-83.

Krause-Hennemann L, Araújo JA, Florentino DM, Petersen EM. Cuidados paliativos: o valor da pessoa e sua história no HUPE. Rev Cient HUPE. 2015;14(Suppl 1):19-27.

McEwen S, Egan M, Chasen M, Fitch, M. Consensus recommendations for cancer rehabilitation: research and education priorities. Curr Oncol. 2013;20:64-69.

Monteiro DR, Almeida MA, Kruse MHL. Tradução e adaptação transcultural do instrumento Edmonton Symptom Assessment System para uso em cuidados paliativos. Rev Gaúcha Enferm. 2013;34(2):163-171.

Müller AM, Scortegagna D, Moussalle LD. Paciente Oncológico em Fase Terminal: Percepção e Abordagem do Fisioterapeuta. Revista Brasileira de Cancerologia. 2011;57(2):207-215.

Naime FF. Manual de Tratamento da dor: dor aguda e dor de origem oncológica. Tratamento não invasivo. 2. ed. Editora Manole; 2017. p. 248.

National Pressure Ulcer Advisory Panel, European Pressure Ulcer Advisory Panel and Pan Pacific Pressure Injury Alliance. Prevention and Treatment of Pressure Ulcers: Quick Reference Guide. Emily Haesler (Ed.). Cambridge Media: Osborne Park, Western Australia; 2014.

Rezende L, Lenzi J. Eletrotermofototerapia em Oncologia: da evidência á prática clínica. Rio de Janeiro: Editora Thieme Revinter; 2020. p. 312.

Santos FS. Cuidados Paliativos: discutindo a vida, a morte e o morrer. São Paulo: Editora Atheneu; 2009. p. 447.

Silva RCV, Sant Ana RSE, Cardoso MBR, Alcantara LFFR. Tratado de Enfermagem em Oncologia. Portugal: Editora Chiado; 2018;1:593-638.

Tacani PM, Machado AFP, Tacani RE. Abordagem fisioterapêutica do linfedema bilateral de membros inferiores. Fisioter Mov. 2012;25(3):561-70.

Victoria Hospice Society. Palliative Performance Scale (PPS). J Pall Care. 1996;9(4):26-32. Tradução livre de Maria Goretti Maciel/ Ricardo Tavares de Carvalho.

World Gastroenterology Organization Practice Guidelines. Constipação: uma perspectiva mundial; 2010. p. 1-15.

World Health Organization. National cancer control programmes: policies and managerial guidelines. 2. ed. Geneva: WHO; 2002.

Wroclawsi ER, Glina S. Bases da Uro-Oncologia. São Paulo: Dendrix Edição e Design; 2007. p. 184.

PRÁTICAS INTEGRATIVAS E COMPLEMENTARES EM ONCOLOGIA

CAPÍTULO 10

Roberta Pitta Costa Luz

A Organização Mundial da Saúde (OMS) e de Medicina Tradicional e Complementar/Alternativa (MT/MCA), recentemente, introduziu a nomenclatura de Oncologia Integrativa vinculada a estas práticas em pacientes oncológicos.

Segundo a OMS a acupuntura é utilizada em pelo menos 78 países. A Medicina Tradicional Chinesa (MTC) é uma ciência milenar, com cerca de 5.000 anos, que emprega terapias não farmacológicas. Com base em três princípios: estar em harmonia com a natureza, cultivar emoções saudáveis e permitir o fluxo equilibrado da energia no corpo.

Em oncologia, os profissionais empregam terapias complementares e integrativas com a intenção de melhorar: bem-estar, qualidade de vida, alívio dos sintomas da doença e diminuição dos efeitos colaterais dos tratamentos convencionais. De acordo com a OMS esta terapêutica é efetiva pelo seu baixo custo, alta efetividade e sem efeitos colaterais.

Na teoria dos cincos elementos o homem vive na natureza sujeito às mudanças climáticas e às condições geográficas que influem consideravelmente em suas atividades fisiológicas. Técnica que é comparada ao universo por ser formada pelo movimento e a transformação de cinco elementos, representados por: Madeira, Fogo, Terra, Metal e Água. Os cinco elementos quando estão em harmonia com indivíduo e ambiente em que ele vive promovem o bem-estar.

A acupuntura estimula pontos específicos, conhecidos como acupontos, possuem a função de regularizar e harmonizar a energia do corpo "QI". A energia do corpo é distribuída nos acupontos e associada à teoria dos 12 meridianos: pulmão (P), intestino grosso (IG), estômago (E), baço pâncreas (BP), coração (C), intestino delgado (ID), bexiga (B), rim (R), pericárdio (PC), triplo aquecedor (TA), fígado (F), vesícula biliar (VB).

ANAMNESE

A MTC atende a todos estes quesitos: morfologia, sistema de canais e colaterais (*jingluo*), dinâmica vital, sistemas internos (*zangfu*), na diagnose, Pulsologia Chinesa e Semiologia da Língua; e os Cinco Elementos (*wu xing*), e na terapêutica, a Acupuntura, Eletroacupuntura, a Moxabustão (*zhenjiu*) entre outros recursos que serão explanados.

No tratamento de pacientes pela MTC a técnica mais utilizada é a acupuntura. Iniciamos a conduta com uma avaliação do quadro clínico. Na anamnese são levantadas todas as condições do paciente, e em seguida a diagnose do pulso e a semiologia da língua. Antes de iniciar o agulhamento temos que abordar os possíveis efeitos colaterais: sangramento, dolorimento, sensação de choque e hematomas. Após as avaliações saberemos qual será a conduta terapêutica segundo a MTC.

TRATAMENTO

As principais técnicas conhecidas de tratamento por meio da acupuntura são: acupuntura sistêmica, eletroacupuntura, *laser* nos acupontos, moxabustão, ventosaterapia Qigong e auriculoterapia.

- *Acupuntura Sistêmica:* consiste na utilização de agulhas descartáveis no trajeto dos meridianos que são as linhas de energia do corpo, segundo o MTC. Produtos utilizados: Agulhas sistêmicas 25 × 30 mm, Pastilhas de Silicio – Stiper (não invasiva) (Figs. 10-1 e 10-2).

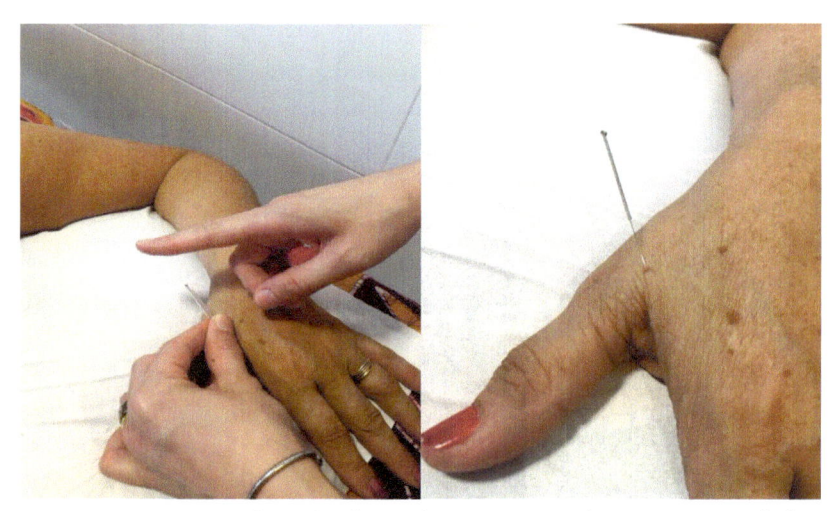

Fig. 10-1. Acupuntura sistêmica (agulhas sistêmica 20 × 30 mm) em um acuponto de dor. (Arquivo pessoal da autora.)

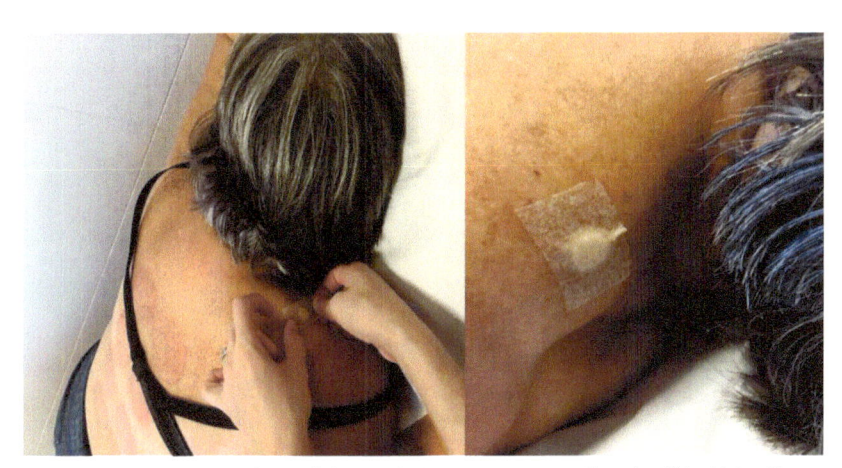

PRÁTICAS INTEGRATIVAS E COMPLEMENTARES EM ONCOLOGIA

Fig. 10-2. Acupuntura sistêmica (técnica não invasiva com pastilhas de silício "Stiper") ponto de dor do ombro. (Arquivo pessoal da autora.)

- *Eletroacupuntura:* técnica clássica de combinação da MTC à eletroterapia, promove analgesia e bloqueio anestésico. As agulhas são posicionadas e colocadas em pontos de acupuntura e, em seguida, conectadas a um eletroestimulador que emitirá ondas, de sedação ou tonificação, conforme a necessidade de cada paciente. Essas ondas são enviadas para Sistema Nervoso Central, liberando substâncias opioides endógenas. (Tabela 10-1 e Fig. 10-3)
- Laser *nos acupontos:* estimulação dos acupontos deve ser realizada com *Laser* de baixa intensidade, também denominada como fotobiomodulação, é conhecida pelos seus efeitos analgésicos, anti-inflamatórios, cicatriciais, e

Tabela 10-1. Tabela de Eletroacupuntura

Eletrotonificação	Eletrossedação
▪ Frequência baixa (1-10 Hz)	▪ Frequência alta (10-50 Hz)
▪ Tempo de aplicação de 15 minutos	▪ Tempo de aplicação de 20 a 60 minutos
▪ Forma de onda espiculada ou dente de serra	▪ Forma de onda quadrada ou retangular
▪ Largura de pulso menor	▪ Largura de pulso maior
▪ Eletrotonificante cátodo (preto)	▪ Eletrossedante ânodo (vermelho)
▪ Densidade da corrente maior (agulhas finas)	▪ Densidade da corrente menor (agulhas grossas)

Fonte: Bastos, SRC. Tratado de Eletroacupuntura: teoria e prática. Rio de Janeiro: Numen Ed; 1993.

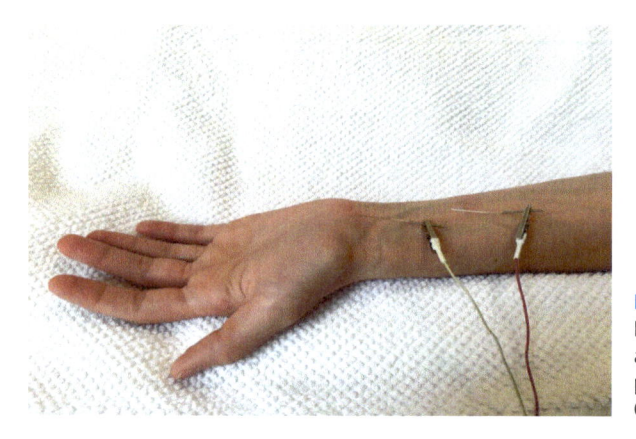

Fig. 10-3.
Eletroacupuntura nos acupontos. (Arquivo pessoal Roberta Luz e Carmem Varella.)

também por ativar os pontos de acupuntura. O *laser* (vermelho e infravermelho) utilizado nos acupontos, também usado nas funções de tonificação até 3 a 4 J, e sedar de 4 a 8 J e na frequência (pulsada ou contínua) (Tabela 10-2 e Fig. 10-4).

Tabela 10-2. Frequências de Reininger (Adaptada pelo Prof. Fábio Athayde)

Meridiano	Frequência
Pulmão (*Fei*)	824 Hz
Intestino Grosso (*DaChang*)	553 Hz
Estômago (*Wei*)	471 Hz
Baço (*Pi*)	702 Hz
Coração (*Xin*)	407 Hz
Intestino Delgado (*XiaoChang*)	791 Hz
Bexiga (*Pangguang*)	667 Hz
Rim (*Shen*)	611 Hz
Pericárdio (*XinBao*)	530 Hz
Triplo Aquecedor (*SanJiao*)	732 Hz
Vesícula Biliar (*Dan*)	583 Hz
Fígado (*Gan*)	442 Hz

Fonte: Kreisel V, Weber M.A Practical Handbook: Laser Acupuncture Successful Treatment Concepts 1st ed, Germany: Fuchtenbusch Verlag; 2012. p. 293.

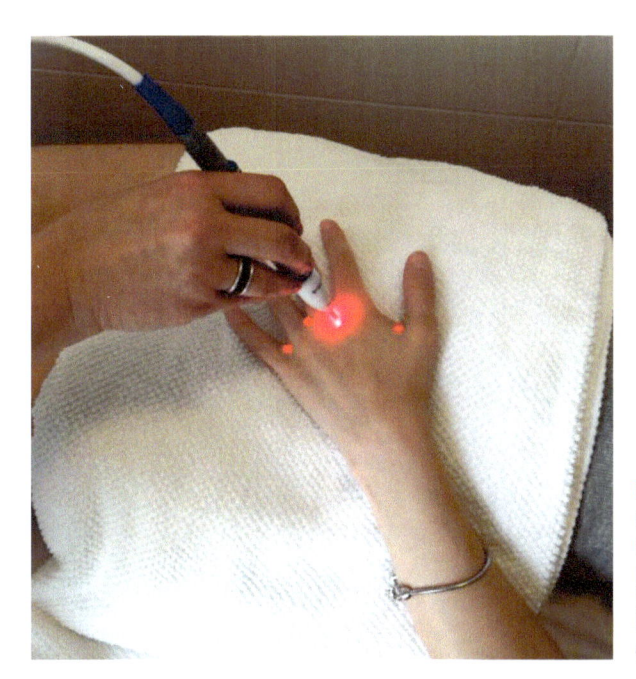

Fig. 10-4. *Laser* nos acupontos – Baxie (oito fatores patogênicos). (Arquivo pessoal Roberta Luz e Carmem Varella.)

- *Moxabustão:* é um método não invasivo, indolor e de fácil tratamento com menos eventos adversos. É utilizada para estimular pontos de acupuntura pela combustão. Durante o tratamento com moxabustão se aplica, próximo à pele no ponto de acupuntura, e permanece até a pele ficar sensível, a aplicação do calor e em torno dos pontos de acupuntura promove-se um conforto aos pacientes. A moxabustão é utilizada com certos tipos de materiais, como, gengibre, sal ou ervas, entre o cone de moxa inflamado ou vara e acupontos. A erva utilizada para aplicação da moxabustão é a artemísia (Fig. 10-5).
- *Ventosaterapia:* a ventosaterapia é uma modalidade complementar de tratamento que provoca uma congestão local por meio de vácuo em regiões corpóreas específicas ou em pontos de acupuntura, tem como base a troca gasosa, visando a limpar o sangue pela pele. Indicada para diminuir dores do sistema osteomuscular, conhecidas na MTC como síndromes "Bi" ou de obstrução dolorosa, além de distúrbios de vários sistemas orgânicos (respiratório, tegumentar, digestório). E não se deve realizar caso haja baixa do sistema imunológico, distúrbios de coagulação e úlceras (Fig. 10-6).
- *Qigong:* é uma forma de medicina chinesa antiga e tradicional que integra movimento (posturas físicas), meditação (atenção focalizada) e respiração controlada. Qigong visa aumentar a energia vital ou a força vital que equilibra a saúde espiritual, emocional, mental e física de um paciente oncológico.

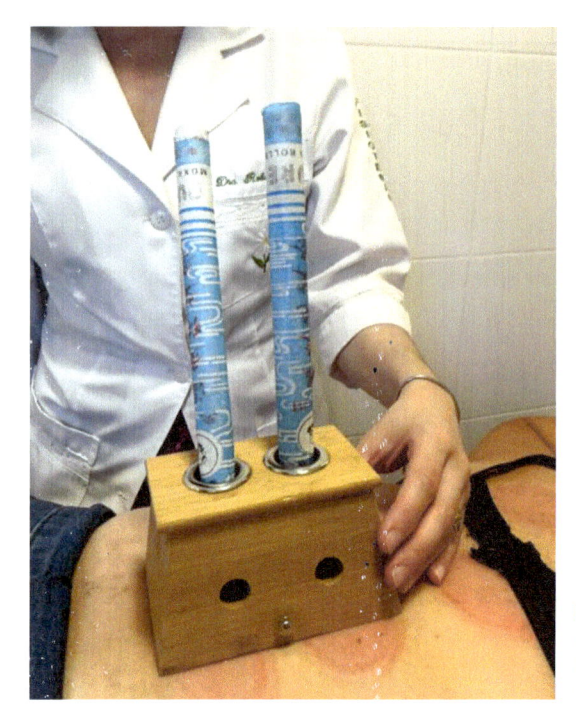

Fig. 10-5. Berço de moxabustão em coluna lombar. (Arquivo pessoal da autora.)

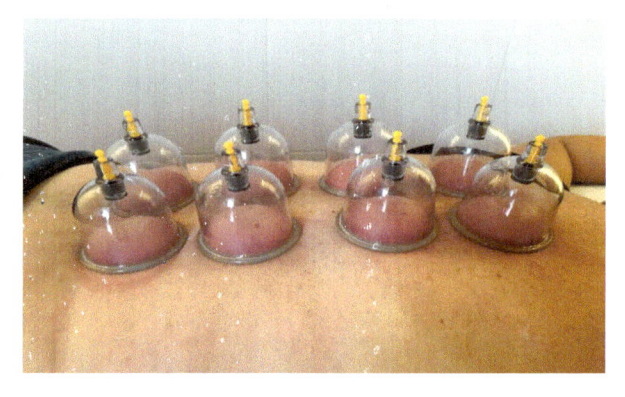

Fig. 10-6. Ventosaterapia na coluna lombar. (Arquivo pessoal da autora.)

- *Auriculoterapia:* Usa o pavilhão auricular como um microssistema para efetuar tratamento aproveitando o reflexo que a aurícula exerce sobre o Sistema Nervoso Central. Produtos utilizados: sementes de mostarda, sementes coisa, esferas prata, ouro, cristal, agulhas semipermanentes, *laser* nas frequências de Nogier e pastilhas de Stiper auricular (Figs. 10-7 e 10-8).

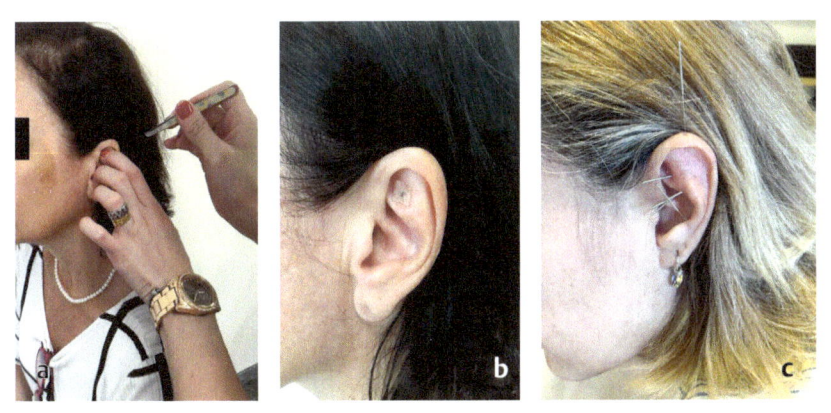

Fig. 10-7. (a, b) Auriculoterapia com sementes. (c) Auriculoterapia com agulhas 0,20 x 15 mm. (Arquivo pessoal da autora.)

Aurículo de Nogier

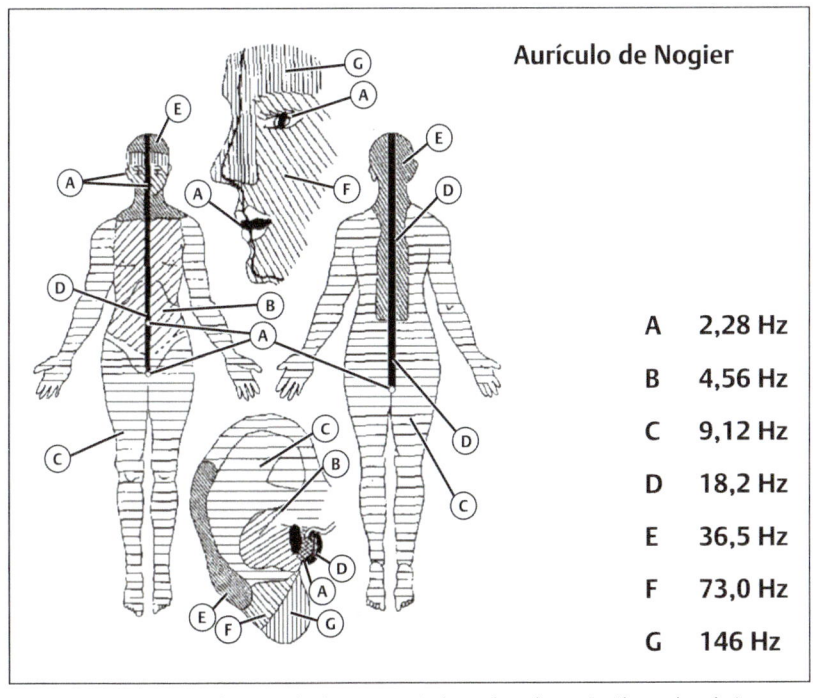

A	2,28 Hz
B	4,56 Hz
C	9,12 Hz
D	18,2 Hz
E	36,5 Hz
F	73,0 Hz
G	146 Hz

Fig. 10-8. Frequências de Aurículo de Nogier. (Adaptada pelo Prof. Fábio Athayde.) (Fonte: Kreisel V, Weber M. A Practical Handbook: Laser Acupuncture Successful Treatment Concepts 1st ed, Germany: Fuchtenbusch Verlag; 2012. p. 291.)

INDICAÇÕES

Os principais sintomas tratáveis pela acupuntura nas práticas integrativas e complementares em oncologia são: ansiedade, depressão, fadiga, fogachos, supressão imunológica, distúrbios de sono, perda de apetite, linfedema, xerostomia, náusea e vômitos, dores, neuropatia periférica induzida pela quimioterapia, radiodermite, dispneia, constipação e diarreia.

- *Ansiedade:* dentro das práticas integrativas e complementares pode-se usar o Qigong que visa aumentar a energia vital, equilibra a saúde espiritual, emocional, mental e física de um paciente oncológico. A meditação também vem sendo indicada como uma das práticas para reduzir a ansiedade desses pacientes. A acupuntura sistêmica pode ser utilizada para auxiliar o tratamento de pacientes ansiosos, contudo ainda existe baixa evidência de melhora durante o tratamento do câncer.
- *Depressão:* no uso das práticas integrativas e complementares para os depressivos, as evidências apontam as práticas meditativas: Qigong, relaxamento e meditação. Apesar de existirem estudos que abordem a utilização da acupuntura para melhora da depressão de pacientes oncológicos, ainda os níveis de evidências são baixos. Os pacientes depressivos só devem ser tratados com consentimento dos mesmos.
- *Dor:* a dor no câncer pode ser causada por tratamentos com a cirurgia, quimioterapia, radioterapia e a terapia direcionada. A acupuntura possui evidências positivas para melhora da dor, nível de evidência "C", esse nível de evidência baixo acontece, pois as amostras são pequenas, não randomizadas e controladas. Estudos apontam que técnica utilizada para melhora da dor oncológica é a acupuntura sistêmica. As pastilhas de silício Stiper pode ser uma ótima opção, caso o paciente não possa realizar acupuntura com agulhas (Fig. 10-2).
- *Fogachos:* a acupuntura é nível de evidência "C" para melhora dos fogachos muitas vezes sentidos por pacientes oncológicos induzidos à menopausa durante o tratamento com os quimioterápicos e com as terapias hormonais. Acupunturas sistêmica e auricular são terapias de baixo custo e sem efeitos colaterais, sendo assim, devem ser indicadas sempre que necessário.
- *Fadiga:* tratar a fadiga é um grande desafio, tanto no ocidente como no oriente, pois a fadiga pode aparecer antes ou após o início do tratamento com uso dos quimioterápicos e a realização da radioterapia. Os estudos com Acupuntura apontam nível de evidência "C" para realização em pacientes oncológicos.
- *Supressão imunológica:* é tratada pela MTC com o Qigong para aumentar o Sistema imunológico dos pacientes. Pesquisas atuais estão abordando o uso da acupuntura sistêmica para aumentar a imunidade de pacientes durante os ciclos de quimioterapia.

- *Distúrbios de sono:* a apneia do sono é uma das principais causas da insônia, quanto às evidências a Yoga é nível "C" de evidências. Orientações de autocuidados: respiração, meditação e higiene do sono podem auxiliar na melhora dos sintomas.
- *Linfedema:* a literatura não encontrou evidências de práticas integrativas para melhora do linfedema, o que se pode sugerir é o tratamento da MTC associado à terapia-padrão do linfedema (terapia física complexa ou descongestiva).
- *Neuropatia periférica induzida pela quimioterapia:* a quimioterapia pode causar danos aos nervos periféricos, resultando na neuropatia. Existem poucos estudos utilizando acupuntura sistêmica e *laser* nos acupontos, contudo podemos utilizar como um recurso coadjuvante à terapia padrão, que é a fisioterapia.
- *Radiodermite:* os estudos demostram que a utilização de cremes com composição de aloe vera são os mais indicados durante irritação causada pela radioterapia. O LED azul pode ser um recurso coadjuvante ao tratamento, mas ainda não temos evidências científicas sobre o uso dele.
- *Dispneia:* como os pacientes com essa sintomatologia apresentam evoluções rápidas da doença, existem poucos estudos com acupuntura sistêmica para melhora desses sintomas, os pontos da acupuntura sistêmica têm a finalidade de diminuir e amenizar os sintomas. A acupuntura sistêmica utiliza pontos no corpo todo, sendo assim, não há necessidade de colocar agulhas somente na região do tórax dos pacientes, onde pode ser contraindicado por causa da instabilidade do quadro.
- *Xerostomia:* a prática de acupuntura sistêmica vem apresentando ótimos resultados para melhora da dor e xerostomia após a radioterapia de cabeça e pescoço.
- *Náuseas e vômitos:* uma das práticas que possuem evidência científica é a acupressão (pressionamento do ponto) e a eletroacupuntura. Ambos os estímulos devem ser realizados no acuponto "Cs6 = PC6". O pressionamento do ponto deve ser orientado por profissionais habilitados, sendo assim, poderemos garantir a eficiência da técnica. Aplicação da agulha auricular "akabane" no acuponto Cs6 pode amenizar e diminuir os sintomas (Fig. 10-9). A auriculoterapia também é uma grande aliada para melhora dos sintomas de náuseas e vômitos.
- *Constipação/Diarreia:* acupuntura sistêmica, *laser* nos acupontos e pastilhas de silício Stiper podem ser uma grande aliada para melhora desses sintomas, que são muitas vezes vivenciados durante os ciclos de quimioterapia.

As terapias oncointegrativas mais citadas na literatura nos cuidados paliativos compreendem: acupuntura, auriculoterapia, cromoterapia, DO-IN, fitoterapia, *yoga*, massagem, meditação, musicoterapia, reflexologia, *reiki*, *shiatsu*, terapia da dança e toque terapêutico.

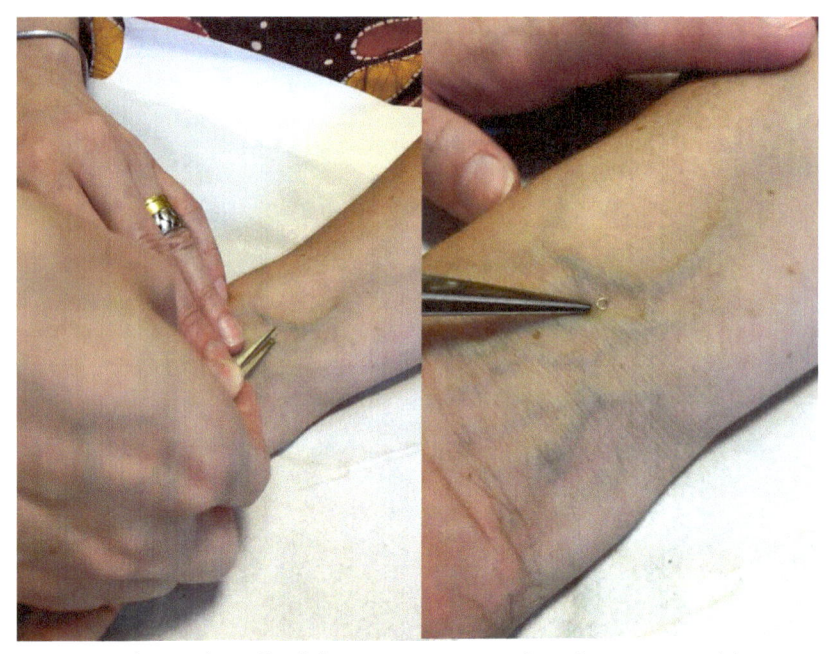

Fig. 10-9. Aplicação da agulha akabane no acuponto PC6/CS6. (Arquivo pessoal da autora.)

As terapias complementares quando associadas ao tratamento convencional oncológico (cirurgia, quimioterapia e radioterapia) auxiliam no alívio de sintomas psicofísicos, além de facilitar a integração entre o paciente-família e equipe multidisciplinar.

CONTRAINDICAÇÕES

Não existem contraindicações para tratarmos o paciente com o recurso da MTC, o que existe são as precauções: condição clínica instável, alterações de sensibilidade da pele, distúrbios de coagulação, plaquetopenia e distúrbios psiquiátricos descompensados. E não se deve punturar diretamente um tumor, a área ulcerada, região com linfedema ou risco de linfedema, embora estudos estejam em andamento para avaliar a segurança e eficácia do uso da acupuntura para tratar essas questões.

A utilização de práticas integrativas em cuidados paliativos deve ser encorajada, porém executada apenas por profissionais qualificados para que se alcance a melhor resposta terapêutica na promoção de qualidade de vida destes pacientes. Em 2006, foi criada a Política Nacional de Práticas Integrativas e

Complementares (PNPIC), em 2010, o COFFITO publicou a **Resolução nº 380**, que trata da utilização das PIC pelo Fisioterapeuta.

LEITURAS SUGERIDAS
Abrams D, Weil A. Integrative Oncology. New York: Oxford University Press; 2009.
Ahmed Omar MT, Abd-El-Gayed Ebid A, El Morsy AM. Treatment of post-mastectomy lymphedema with laser therapy: double blind placebo control randomized study. J Surg Res. 2011;165(1):82-90.
Auteroche B, Gervais G, Auteroche M, Navailh P, Toui-Kan E. Acupuncture and Moxibustion: A Guide to Clinical Practice. 1. ed. Churchill Livingstone; 1992.
Baxter GD, Bleakley C, McDonough S. Clinical effectiveness of laser acupuncture: a systematic review. J Acupunct Meridian Stud. 2008;1(2):65-82.
Brasil. Conselho Federal de Fisioterapia e Terapia Ocupacional. Resolução Acupuntura como Especialidade do Fisioterapeuta. Disponível em: http://www.coffito.gov.br/nsite/?p=2977.
Chow R, Yan W, Armati P. Electrophysiological effects of single point transcutaneous 650 and 808 nm laser irradiation of rat sciatic nerve: a study of relevance for low-level laser therapy and laser acupuncture. Photomed Laser Surg. 2012;30(9):530-5.
Filshie J, Hester J. Guidelines for providing acupuncture treatment for cancer patients: A peer-reviewed sample policy document. Acupunct Med. 2006;24:172-182.
Greenlee H, DuPont-Reyes MJ, Balneaves LG, Carlson LE, Cohen MR, Deng G, et al. Clinical practice guidelines on the evidence-based use of integrative therapies during and after breast cancer treatment. CA Cancer J Clin. 2017;67(3):194-232.
Kreisel V, Weber M. A Practical Handbook: Laser Acupuncture Successful Treatment Concepts. 1st ed, Germany: Fuchtenbusch Verlag, 2012, Nogier 291p/ Reininger. p. 293.
Kwon JH, Shin Y, Juon HS. Effects of Nei-Guan (P6) Acupressure Wristband: On Nausea, Vomiting, and Retching in Women After Thyroidectomy. Cancer Nurs. Jan-Feb 2016;39(1):61-6.
Lee MS, Choi TY, Park JE, Lee SS, Ernst E. Moxibustion for cancer care: a systematic review and meta-analysis. BMC Cancer. 2010;10:130.
Luz RPC, Haddad CAS, Nazário ACP, Facina G. Tratamento da dor pós-mastectomia pela acupuntura com pastilhas de óxido de silício: relato de caso, Rev Bras Mastologia. 2016;26(3):137-9.
Maciocia G. Os Fundamentos da Medicina Chinesa: Um texto abrangente para acupunturistas e fitoterapeutas. 1. ed. São Paulo: Roca; 1996.
Montgomery GH, David D, Kangas M, Green S, Sucala M, Bovbjerg DH, et al. Randomized controlled trial of a cognitive-behavioral therapy plus hypnosis intervention to control fatigue in patients undergoing radiotherapy for breast cancer. J Clin Oncol. 2014;32:557-563.
National Cancer Institute. Feelings and Cancer. [Internet] Accessed 6/18/15. Available from: http://www.cancer.gov/cancertopics/coping/feelings - stress.
National Cancer Institute. Nerve Problems. [Internet] Accessed 11/27/16. Available from: http://www.cancer.gov/about-cancer/treatment/side-effects/nerve-problems.

National Center for Complementary and Integrative Health. Stress. [Internet] Accessed 6/18/15. Available from: https://nccih.nih.gov/health/stress.

Souza MP. Tratado de Auriculoterapia. Brasília, DF: Novo Horizonte, 2001. p. 358.

Xu J, Deng H, Shen X. Safety of moxibustion: a systematic review of case reports. Evid Based Complement Alternat Med. 2014;2014:783704.

ÍNDICE REMISSIVO

Entradas acompanhadas por um *f* em itálico e um **t** em negrito indicam figuras e tabelas, respectivamente.

A

Abordagem
  cirúrgica, 54
    abdominal, 54
Acupupuntura
  sistêmica, 154
    definição, 154, *154f, 155f*
Adenocarcinoma
  prostático, 31
Adrenelectomia, 5
Agentes
  antineoplásicos, 2
    toxicidade dos, 2
Akabane
  agulha, *162f*
Alterações
  hematológicas, 47
    recomendações no caso de, **47t**
Atelectasia, 54
  atuação fisioterapêutica, 56
  definição, 54
  diagnóstico, 55
  estimulação elétrica transcutânea (TENS), 55
  manifestações, 54
  pneumonia, 55
  prevenção, 55
  reexpansão
    pulmonar, 55
  sintomas, 54
  tratamento, 56

Assoalho pélvico
  músculos do, 60
    treinamento dos, 60
      cinesioterapia, 60
      recomendação, 60
      relaxamento muscular, 60
Auriculoterapia, 158
  definição, 158, *159f*
Autocateterismo, 9

B

Bacilo
  de Calmatte-Guérin, 9
Bexiga
  tumores de, 5
    diagnóstico, 6
      exames de imagem, 6
      método, 6
    epidemiologia, 5
      classificação, 5
      fator de risco, 5
      história familiar, 6
      incidência, 5
    estadiamento, 6, *7f*
      clínico, **6t**
    tratamento, 8
      complicações, 8
      derivação urinária, 8
      imunoterapia intravesical, 8
      quimioterápicos, 8
        neoadjuvantes, 6
      radiação, 8

Biofeedback, 42, 63, 65
    aplicação clínica, 63
    definição, 42
    objetivo, 42
    processo de, *64f*
    rotinas de avaliação através do, 64
        modelo sugerido, 65
    tela de, *67f*
    tratamento
        e treinamento
            dos músculos do assoalho pélvico com, 65
                exemplo, **66t**
    uso, 63
Biópsia
    prostática, 10
Braquiterapia, 12
Bristol
    escala de, 140
        de consistência de fezes, 140
Broders
    classificação de, 24

C

Calmatte-Guérin
    bacilo de, 9
Câncer
    de próstata, 31
    testicular, 13
    urológico, 1
Carcinoma
    de células renais, 3
        diagnóstico, 3
            complementação, 3
        estadiamento, 4
            clínico, **4t**
        exame físico, 3
        ressonância magnética, 3
        sintomas do, 3
        tratamento, 5
    de pênis, 10
        verrucoso, 26
    de uretra, 9
    urotelial, 5
        classifcação do, 19
Ciclo da Resposta Sexual
    modelo, *81f*

Cinesioterapia
    na incontinência urinária, 60
Cintilografia
    óssea, 4, 10
Cistectomia, 8
    radical, 8
Cistoprostatectomia, 12
Cistoscopia
    com biópsia, 6
    nos tumores de ureter, 19
Cirurgias
    urológicas, 2, 59
        uro-oncológicas, 53
            fisioterapia no pré e pós-operatório de, 53
            disfunções pulmonares, 53
            atelectasia, 53
            insuficiência respiratória no pós-operatório, 57
            pneumonia, 53
            tromboembolismo pulmonar, 56
COFFITO, 1
Colapso
    alveolar, 54
Compressão
    elástica, 100
        e inelástica, *110f*
Constipação, 139
    anamnese, 139
    critérios de Roma III, 139
    diagnóstico de, 139
Criptorquidia, 13
    bilateral, 13
    unilateral, 13
Cuidados
    paliativos, 119
        avaliação em, 121
            instrumentos de, 122
                escala de Edmonton, 122
                Karnofsky Performance Status, 125
                Palliative Performance Scale, 123
        circulatórios, 134
        diretrizes e princípios, 119
        equipe multidisciplinar, 120
        estratégias de, **132t**

fadiga, 143
finitude, 150
fisioterapia na progressão dos
  sintomas, 126
    metástase óssea, 128
    síndromes dolorosas, 126
fisioterapia que atua nos, 119
  gastrointestinais, 134
    náuseas e vômitos, 142
  políticas públicas
    no Brasil, 120
  respiratórios, 134
  sexualidade em, 149
  urinários, 136

D

Dilatadores
  vaginais, *87f*
Disfunção(ões)
  erétil, 82
    pós-prostatectomia, 82
      associação, 82
  miccional(is), 9, 59
    atuação da fisioterapia nas, 59
      avaliação fisioterapêutica, 59
      treinamento dos músculos do
        assoalho pélvico
        e cinesioterapia global, 60
  pulmonares, 53
  respiratórias, 147
    dispneia, 147
      escala de, **148t**
      medidas não farmacológicas
        para o tratamento, 149
  sexuais
    em oncologia, 80
    femininas, 80
      anamnese, 83
      avaliação
        e tratamento
          fisioterapêutico, 83
      classificação, 82
    masculinas, 80
      avaliação
        e tratamento fisioterapêutico, 83
        fisioterapia, 87
      classificação, 82

    histórico sexual, 83
  venolinfáticas, 95, 144
    tromboembolismo, 144
      pulmonar, 144
      venoso, 144
Divertículos
  uretrais, 9
Drenagem
  linfática, 111
    manual, 111
      contraindicações, 112
      definição, 111
      efeitos, 111
      métodos, 111
Drogas
  quimioterápicas, 2
    efeitos colaterais das, 2

E

Eletroacupuntura, 155
  definição, 155
  tabela de, **155t**
Eletroestimulação, 41
  definição, 41
  e neuromodulação, 63
  TENS, 63
  intracavitária, *43f*
  tibial, *43f*
  utilização, 42
Eletrofulgurações, 12
Eletromiografia
  de superfície, 59
Escala
  de Bristol, 140
    de consistência de fezes, 140
  de dor (EVA), 59
  de Oxford, 59
Espectroscopia
  de bioimpedância, 106
    definição, 106
    limitação, 106
Estimulação Elétrica de Alta Voltagem
  (EEAV), 133
Exercícios
  miolinfocinéticos, 112
    para linfedemas, 112
    programa, 112

F

Fadiga, 143
Fisioterapia
  em urologia oncológica, 1
    cirurgia, 53
      no pré e pós-operatório, 53
    precoce, 1
    pré e pós-prostatectomia
      radical, 34
    urológica
      tecnologia em, 63

G

Gameterapia
  e recursos tecnológicos, 67
    Biomovi, 68
    destaque, 67
    função executiva, 67
    realidade virtual, 71
    técnica indicada, 67
Glandectomia
  parcial, *27f*

I

Imobilismo
  síndrome do, 146
Imunoterapia
  com IFN-α, 5
  intravesical, 9
Incontinência
  urinária, 137
    pós-prostatectomia, 35
      qualidade de vida e, 36
    tratamento para, 60
      exercícios, 60
      intervenção terapêutica, 137
Índice Internacional da Função
  Erétil, **85t**
Indocianina Verde
  linfangiografia por, 107, *108f*
Insuficiência
  respiratória, 57
    aguda, 57
      no pós-operatório, 57
        sintomatologia, 57
        tratamento, 57
        ventilação não invasiva, 57
Instituto Nacional do Câncer (INCA), 31

K

Kegel
  exercícios de, 60

L

Laser, 116
  ação, 116
  aplicação, 116
  definição, 116
  efeitos, 116
Linfadenectomia, 97
  cirurgia de, 97
  indicação de, 28
  inguinoilíaca, 12
  realização da, 97
  retroperitoneal, 16
Linfangiografia
  por indocianina verde, 107
  por ressonância magnética, 106
Linfedema, 98
  avaliação, 101
    exame físico, 101
    história clínica, 101
  classificação, 99, **100t**
  definição, 98
  diagnóstico
    métodos de, 103
    precoce, 101
  em uro-oncologia, 95
    avaliação, 101
      exame físico, 101
        alterações cutâneas, 103
        amplitude de movimento, 102
        cicatriz, 102
        dor, 102
        índice de massa corporal
          (IMC), 102
        testes, 102
      história clínica, 101
    classificação, 99, **100t**
    métodos de diagnóstico, 103
      perimetria, 103

sistema linfático, 95
    tratamento, 107
        abordagens do, *108f*
    genital
        secundário, 99
    incidência, 98
    paliativo, 145
Linfocintilografia, 105
    definição, 105
Linfotape, 115
    definição, 115
    efeitos promovidos, 115

M

Manual Diagnóstico e Estatístico (DSM-5), 80
Massageador
    perineal, *87f*
Moxabustão, 157
    definição, 157
Músculos
    do assoalho pélvico (MAP), 59
        função neuromuscular dos, 59
        treinamento dos, 41

N

Náuseas
    e vômitos, 142
Nefrectomia
    parcial, 5
    radical, 5
Nefroureterectomia
    radical, 21
        produto de, *22f*
Neobexiga
    intestinal, 9
    ortotópica, 8
Neoplasia(s)
    do trato urinário, 21
        acompanhamento das, 21
    maligna
        de pênis, 22
    testiculares, 12
    uretrais, 12
Neuromodulação, 63

O

Oncologia
    fisioterapia em, 1
    práticas integrativas
        e complementares em, 153
            anamnese, 154
            contraindicações, 162
            indicações, 160
            tratamento, 154
Oncourologia
    sexualidade em, 79
Ondas
    de choque
        terapia por, 88
Organização Mundial da Saúde (OMS), 79, 153
Orquiectomia
    radical, 16
Oxford
    escala de, 59

P

Papilomavírus
    humano (HPV), 9, 23
Pelve
    renal e ureter, 18
        tumor de, 3, 18
Pênis
    carcinoma de, 10
        verrucoso, 26
    tumores de, 23
        diagnóstico, 24
            classificação de Broders, 24
            exame físico, 24
            método de avaliação, 24
        epidemiologia, 23
            faixa etária, 23
            incidência, 23
        estadiamento, 25
            clínico, **25t**
        fatores de risco, 23
            esmegma, 23
            etiologia, 23
            HPV, 23
        sinais e sintomas, 24
            curso, 24

tratamento, 26
  cirúrgico, 26
    paliativo, 28
    penectomia, 27
Perimetria, 103
Perometria, 105
  definição, 105
  limitação, 105
Próstata
  câncer de, 31
    aspectos gerais, 31
    diagnóstico, 32
    estadiamento, 32
      classificação, 32
    fatores de risco, 31
    rastreamento
      e diagnóstico, 32
    sintomas, 31
    tratamento(s), 32
      adjuvantes, 42
      fisioterapia pré e pós-
        prostatectomia radial, 34
      prostatectomia radical
        avaliação fisioterapêutica, 39
        incontinência urinária pós-, 35
        pós-operatório, 35
        recursos fisioterapêuticos, 41
      quimioterapia, 46
      radioterapia, 44
  drenagem da, 96

Q
Qigong, 157
  definição, 157
Quimioterapia, 2
  com cisplatina, 16
  em pacientes com CCR, 5
  no câncer de próstata, 46
    alterações, **46t**
    efeitos, **46t**
Quociente Sexual Feminino (QS-F), **85t**
Quociente Sexual Masculino (QS-M), **84t-85t**

R
Radiografia
  de tórax, 10

Radioterapia
  efeitos sistêmicos, **45t**
  em urologia, 2
  no câncer de próstata, 44
    efeitos colaterais, 44
  retroperitoneal, 16
  toxicidade da, 8
Reabilitação
  objetivo da, 1
Reininger
  frequências de, **156t**
Ressonância Magnética
  imagem por, 19
    linfangiografia por, 106
    urografia por, 19
Retroperitônio
  tumores de, 16
    diagnóstico, 16
    epidemiologia, 16
    estadiamento, 17
      clínico, **17t**
    patologia, 16
    tipos de, 17
    tratamento, 18
Rim
  tumor de, 3
    epidemiologia, 3
    estadiamento, 4
      clínico TNM, 4
    rastreamento
      e diagnóstico, 3
    tratamento, 5
Roma
  critérios de, 139
    para constipação, 139

S
Sarcomas
  de tecido mole, 16
  do retroperitônio, 16
    características clínicas, 16
    origem, 16
    tipos histológicos, 17
Schistosoma haematobium, 5
Sexualidade
  em cuidados paliativos, 149

em oncourologia, 79
  aspectos da sexualidade
    masculina e feminina, 79
      disfunção erétil
        pós-prostatectomia, 82
      disfunções sexuais, 80
        avaliação e tratamento
          fisioterapêutico das, 83, 87
        classificação das, 82
Síndrome
  da compressão medular, 129
    cuidados cutâneos
      e posturais, 129
  do imobilismo, 146
    causa, 146
    fatores desencadeadores, 146
    fisioterapia, 147
Sociedade Internacional de Continência
  (ICS), 35, 59

T

Tabagismo, 6
Tecnologia
  em fisioterapia
    urológica, 63
      biofeedback, 63
        rotinas de avaliação através
          do, 64
      eletroestimulação
        e neuromodulação, 63
      gameterapia
        e recursos tecnológicos, 67
      tratamento e treinamento
        dos músculos
          do assoalho pélvico, 65
TENS
  definição, 63
  indicação, 63
  utilização, 63
Terapia
  física, 113
    complexa, 113
Testículos
  tumores de, 12
    diagnóstico
      precoce, 14

epidemiologia, 12
  incidência, 13
estadiamento, 14
  clínico, **15t**
etiologia, 13
fatores de risco, 14
  causa, 14
prevenção, 15
  autoexame, 15
tratamento, 15
  orquiectomia, 16
  quimioterapia, 16
Tomografia
  computadorizada, 6
    abdominopélvica, 10
Tonometria, 104
  definição, 104
  limitações, 104
Treino
  vesical, 42
Tromboembolismo pulmonar, 56
  definição, 56
  fatores de risco, 56
  fisioterapia, 56
  profilaxia, 56
  quadro clínico, 56
  quimioprofilaxia, 56
  sintomas, 56
  tratamento, 56
Tumores
  urológicos, 3
    de bexiga, 5
    de pelve renal
      e ureter, 18
    de pênis, 22
    de retroperitônio, 16
    de testículo, 12
    de uretra, 9
    renais, 3

U

Ultrassonografia, 6
Ureter
  tumores
    da pelve renal e, 18
      acompanhamento, 21

diagnóstico, 18
  citoscopia, 19
  imagem
    de ressonância magnética, 19
  ureteroscopia, 19
  urografia
    por tomografia
      computadorizada, 19
epidemiologia, 18
  apresentação, 18
  frequência, 18
estadiamento, 19
  clínico, 20, 21
fatores de risco, 18
  aminas aromáticas, 18
  tabagismo, 18
sinais e sintomas, 18
tratamento, 21
Ureteropieloscopia
  com biópsia, 3
Ureteroscopia
  indicações, 19
Ureterostomia, 8
Uretra
  prostática, 10
  tumores de, 9
    diagnóstico, 10
      exame físico, 10
      uretroscopia, 10
    epidemiologia, 9
    frequência, 9
    estadiamento, 10
      clínico, **11t**
    fatores de risco, 9
    sinais e sintomas, 10
    tratamento, 10
      braquiterapia, 12
      excisão cirúrgica, 10
      poliquimioterapia, 12
      radioterapia, 12
Uretrectomias, 12
Uretrocistografia, 10
Uretrocistoscopia, 10
Uretroscopia, 10
Urografia
  por tomografia
    computadorizada, 19
Urologia
  oncológica, 1
    fisioterapia em, 1
    linfedema em, 95

V

Ventosaterapia, 157
  definição, 157
Vestimentas
  inelásticas, 110
Volumetria, 103
  avaliação
    do linfedema, 103

X

Xerostomia, 44, 161